現役看護師かげさんの

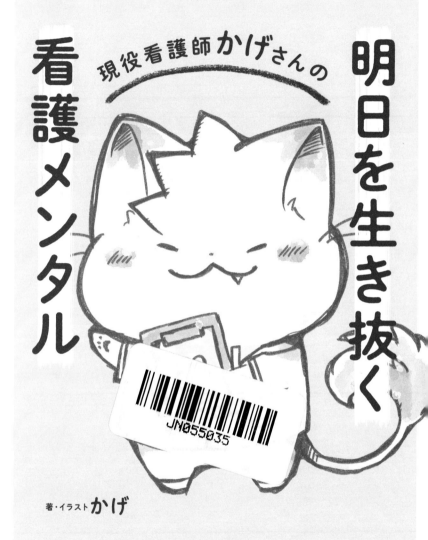

明日を生き抜く看護メンタル

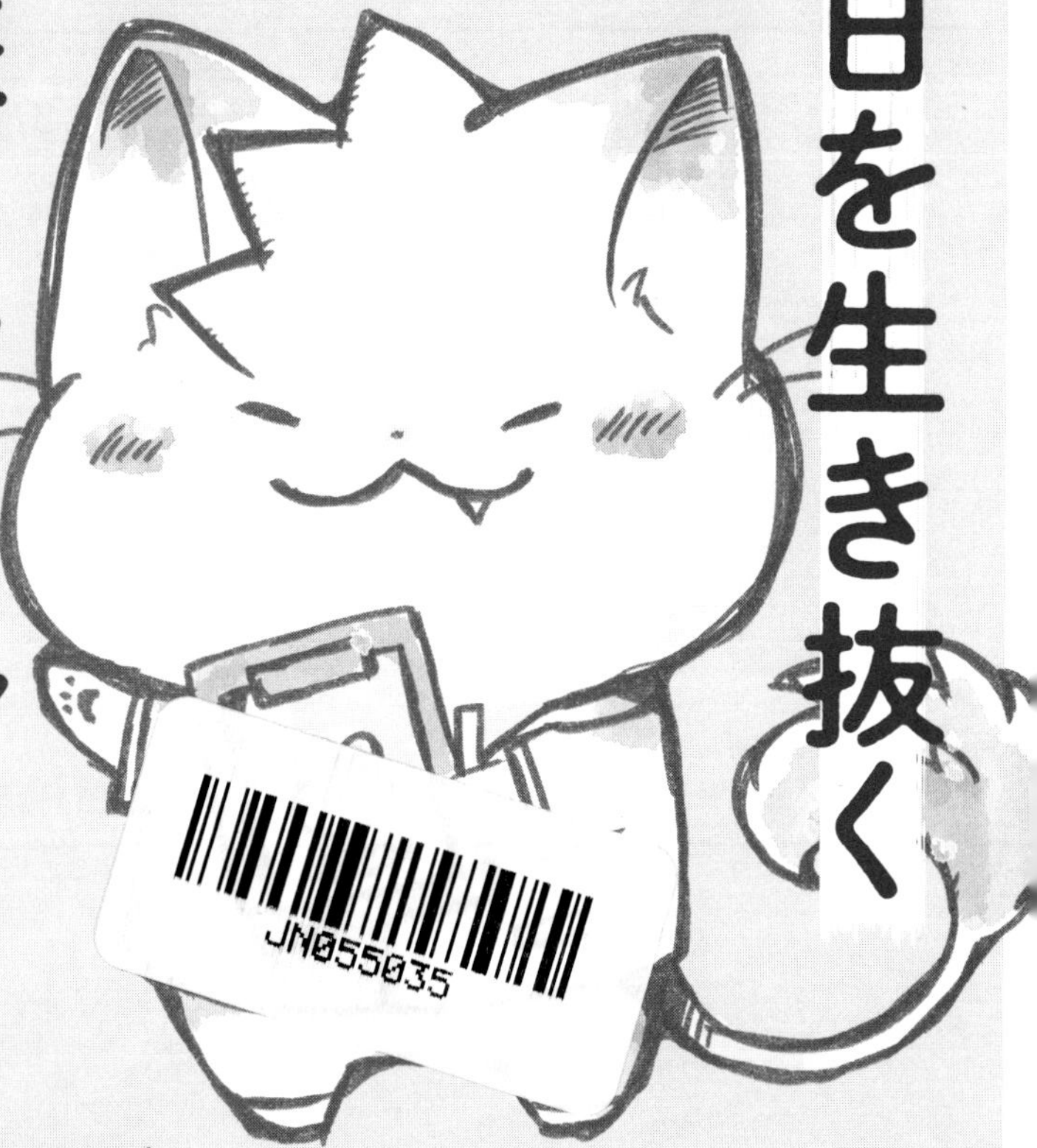

著・イラスト かげ

KADOKAWA

「看護師、しんどいなぁ」と
思っているあなたへ

誰かに助けてほしい。話を聞いてほしい。

そう思いながらも、新人時代の私は
甘えちゃいけないと我慢をつづけていました。

今、看護師を目指している人や
新人看護師として働いている人の中にも
きっと同じ思いを抱えている人はいると思います。

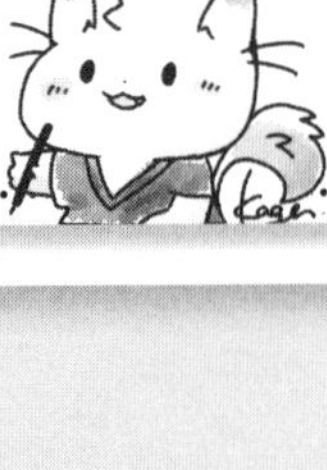

たしかに、看護師はラクな仕事ではありません。

一緒に働いていた仲間が精神的に
病んでしまったこともある。
患者さんに「もう死んでしまいたい」と
泣かれたこともある。

自分は周りより成長していない気がして
悲しくなったり、向いていないのかもしれないと
落ち込んだりする日々もありました。

だからこそ、そんな私が
同じような思いを抱いている人に寄り添いたい。
そういう思いから生まれた本です。

これまでの本で書いてきたような
看護の知識をどのように身につけるか、といった内容では
ありません。
この本では、心が少し上向きになるような考え方や、
自分に負担をかけすぎないための仕事の進め方などを
紹介しています。
気が向いたページから自由に読み進めてください。

できないからがんばりたい
がんばりたいのにつらい
つらいからできない

こうした負のループから抜け出すための
一筋の光となることを祈って。

かげ

目次

第1章……自分自身の悩み

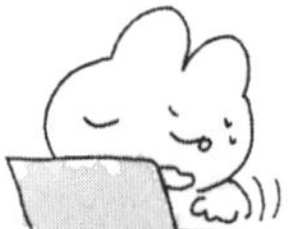

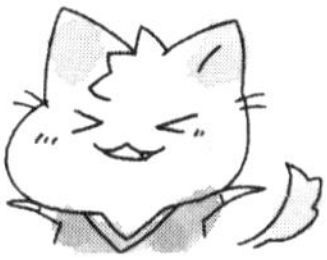

第2章……働き方の悩み

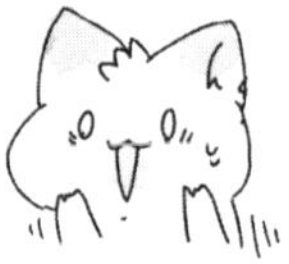

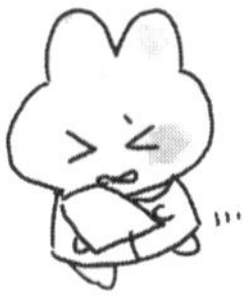

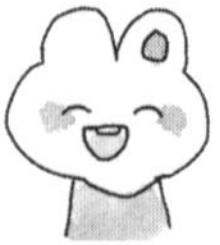

主な登場人物

かげ

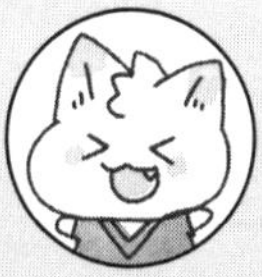

中堅看護師。これまで一般病棟と救命救急センター、ICUを経験している。

ウサミ

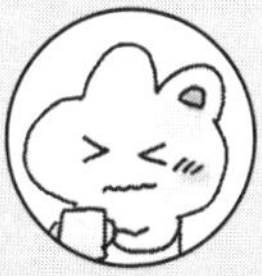

新人看護師。仕事に慣れず、「看護師に向いていないのでは」と思い始めている。

ワニ子先輩

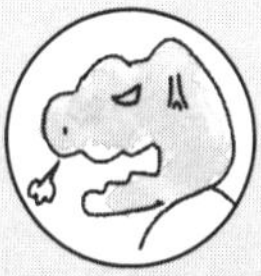

ベテラン看護師。根は悪い人ではないが、口調が厳しいので新人からは怖がられている。

かげより少し上の先輩

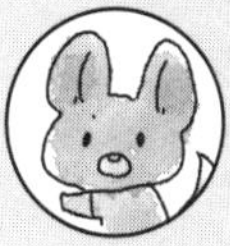

ウサミの同期

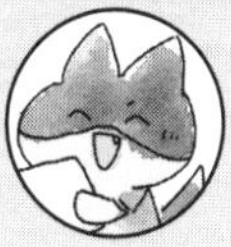

「しんどい」も
「がんばりたい」も
尊重されるべき
大切な気持ち。

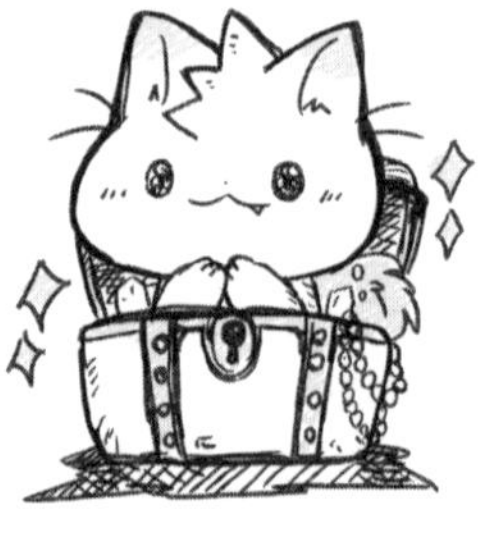

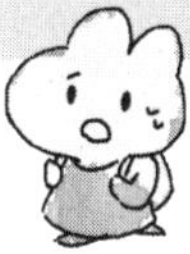

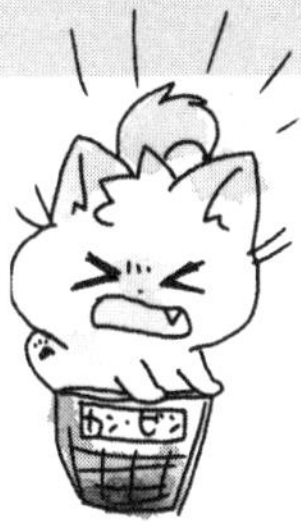

第1章

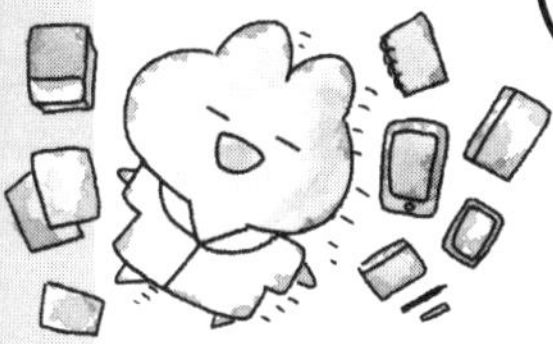

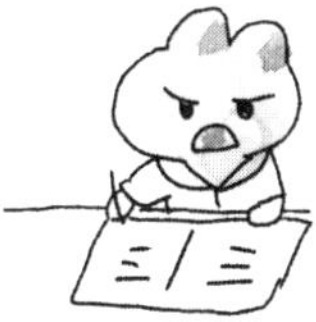

自分自身の悩み

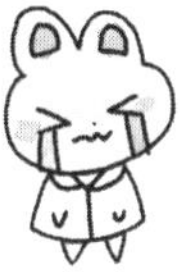

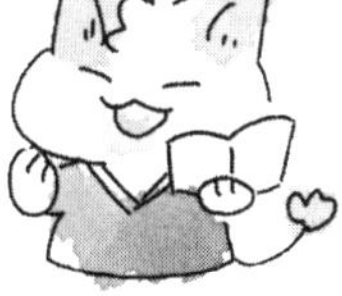

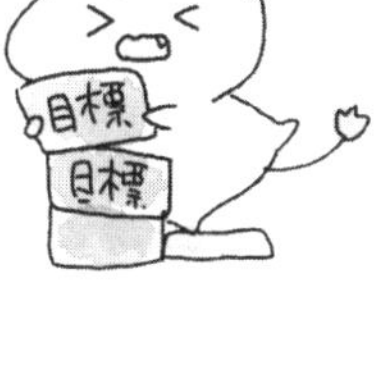

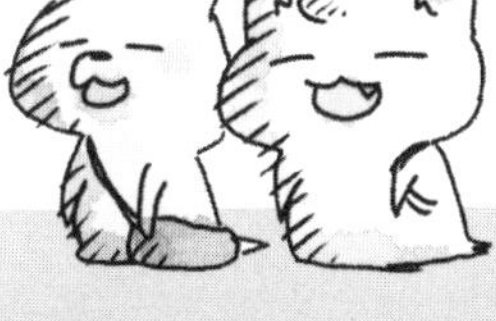

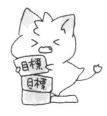

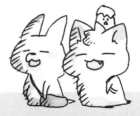

実習がつらくて心が折れそう

お悩み 1

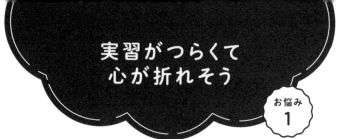

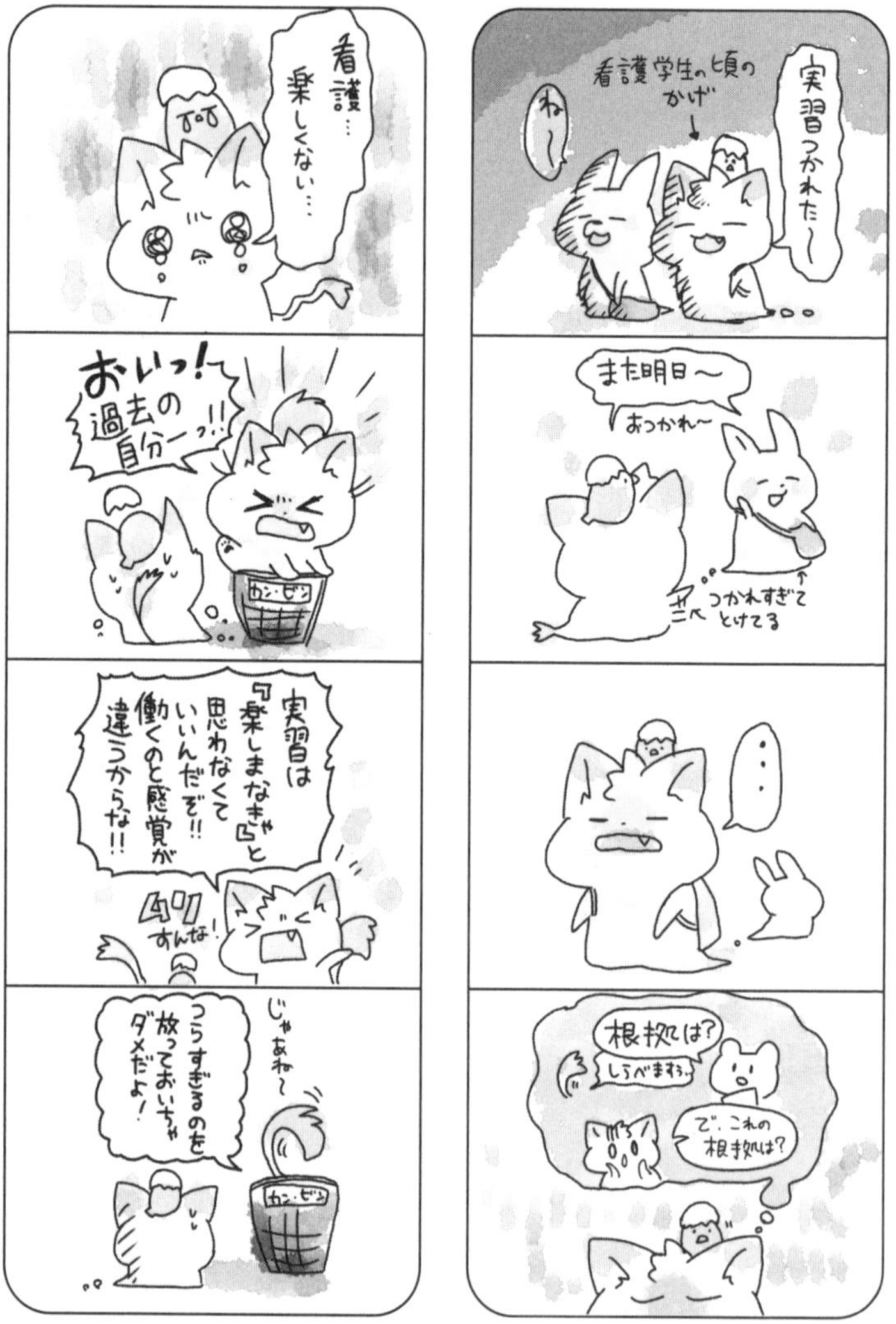

実習つかれた〜
看護学生の頃のかげ
ね〜
また明日〜
おつかれ〜
つかれすぎてとけてる
ニヘ
・・・
根拠は?
しらべますぅ…
で、これの根拠は?
看護…楽しくない…
おいっ!過去の自分ーっ!!
カン・ビン
実習は『楽しまなきゃ』と思わなくていいんだぞ!!働くのと感覚が違うからな!!
ムリすんな!
つらすぎるのを放っておいちゃダメだよ!
じゃあね〜
カン・ビン

「自分はダメ」と思う必要はない

看護師を目指す学生にとって、病院での実習はかなりハードなものです。毎日ついていくのがやっとだったり、そんな自分が嫌になったり、つらい気持ちを感じている人も本当に多いと思います。

でも、実習がつらいからといって、自分自身を責める必要はありません。実習が苦手でも看護師になった人はたくさんいます。

実習は実習でしかなく、入職してからスタートする仕事とは別物。そのくらいの気持ちでいてかまわないのです。

私が学生の頃も、実習はとてもハードでした。私の場合は2～3週間の実習が1クール、それを10領域ほど履修しなくてはならなかったので3週間×10領域＝延べ30週ほど、という長い時間を実習に費やしていました。

実習でへとへとに疲れるうえに、課題は量が多くて難しい。間に合わせるために夜中まで作業を続けて、結局寝られずに翌日の実習に出る、というケースもめずらしくありません。私も、実習のあと一人で帰っている途中にふいに悲しくなり、「看護師に向いてないいんだなぁ」と泣いたこともありました。

「つらい」と「わからない」の中身を明確に

実習で挫けそうになると「行きたくないな」という気持ちばかりが膨らんでしまいがち。そういう時期には、一度、**「自分がつらいと感じるのはどういう部分なのか」を見つめ直してみる**ことも大切です。

課題が終わらないせいなのか、指導者との人間関係なのか、つらい気持ちの原因をある程度はっきりさせてみたら、自分なりの改善点や対策が具体的に見えてくると思います。

たとえば、課題でわからない部分があったときにどうするのか。「何もわかりませんでした」とだけ報告するのはちょっと漠然としすぎて、指導者も助けようがないかもしれません。

「ここまでは自分で調べて理解しましたが、ここがわかりません」や「どんな資料を参照すればいいのかわからないので教えてください」など、**「わからない」の表現方法を鍛えてみましょう。**

むしろ、そうやって不明点を明確にして他人の力を借りることは、なんとなくわかったふりをするよりずっと今後のためになります。

このように対策を立てると、課題の作業も「わからないから進まない」という悪循環に陥ることが少しは減るのではないでしょうか。

自分に合った勉強法がわからない

お悩み 2

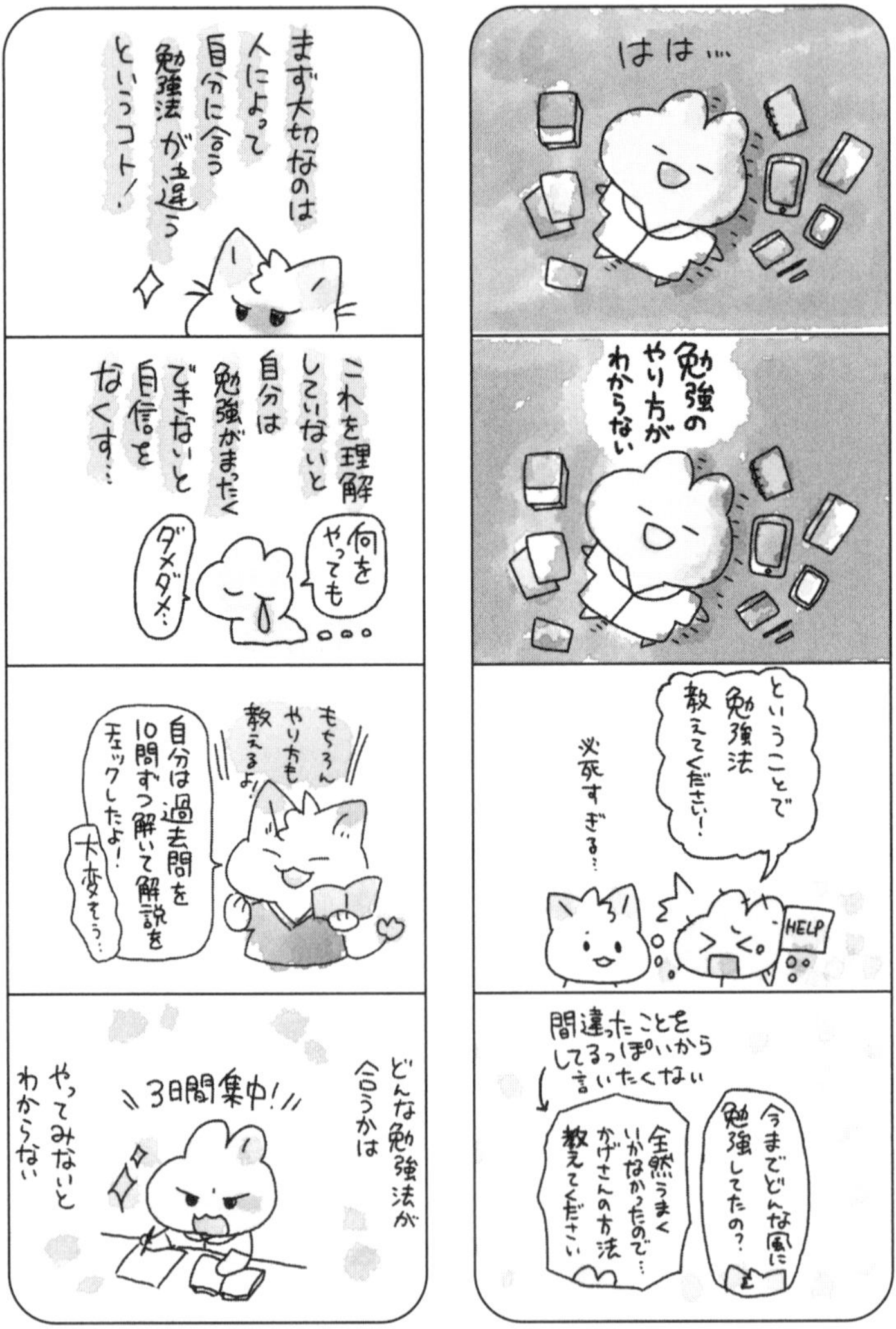
はは…
勉強のやり方がわからない
というコトで勉強法教えてください!
必死すぎる…
HELP
今までどんな風に勉強してたの?
全然うまくいかなかったので…かげさんの方法教えてください
間違ったことをしてるっぽいから言いたくない
まず大切なのは人によって自分に合う勉強法が違うというコト!
これを理解していないと自分は勉強がまったくできないと自信をなくす…
何をやっても…
ダメダメ…
もちろんやり方も教えるよ!
自分は過去問を10問ずつ解いて解説をチェックしたよ!
大変そう…
どんな勉強法が合うかは
やってみないとわからない
3日間集中!

暗記ではなく自分の言葉で説明する

看護師国家試験の勉強の場合、私は過去問を10問ずつガツガツ解いて、解答と解説を読むというのを繰り返していました。よくわからないところや、忘れそうな用語があったら、教科書などにある索引から項目を検索し、**自分に必要な解説を箇条書きで書き出す**というやり方です。たとえば、

標的細胞の細胞膜に受容体があるのはどれか。（第108回看護師国家試験 午後27問）
❶男性ホルモン ❷甲状腺ホルモン
❸糖質コルチコイド ❹甲状腺刺激ホルモン

という問題を❷と答えて間違えたとします。ちなみに答えは❹です。

ここでさっそく自信のない単語をピックアップします。「標的細胞」という単

語でつまずいたなら、解剖生理学の本で単語を調べてみましょう。

標的細胞：体液によって運ばれてきたホルモンが作用する特定の細胞

と、なるべく簡潔に書き出すのがポイントです。

正解かどうかを確認するだけではなく**「これは何か？」と聞かれたときに、答えられるようなイメージで書き出す**。このように勉強していくと、頭の中で情報を整理するタイミングが生まれるので頭に入りやすくなります。

なかには「時間がかかるので書き出さずに数をこなしている」という人や「本を読んでから問題を解く」という人もいるので勉強法は様々です。ひとつの方法に縛られず、いろいろなやり方を模索してみましょう。

期間を決めて様々な勉強法を試す

まずは、勉強をすると決めた1日で、**午前と午後で勉強法を変えてみる**のはどうでしょうか。たとえば、午前中は過去問を1回分まとめて解いて答え合わせ、午後は1問ずつ解いて答え合わせ、といった感じです。

もちろん、これ以外の方法でもかまいません。何度かやってみて、時間がかかる、集中力が切れる、勉強が嫌になるという課題が見えてきたら、また違う方法を試してみましょう。こうしていくうちに自分に合った勉強法がわかってくるようになります。

周りの人はこんなに勉強しているのに自分はぜんぜんできない……と落ち込んでも仕方がありません。同じ方法が自分に合うとは限らないので、「自分にぴったりな勉強法がどこかにある！」という気持ちで前に進んでいきましょう。

ちゃんと看護師として働けるか不安

お悩み 3

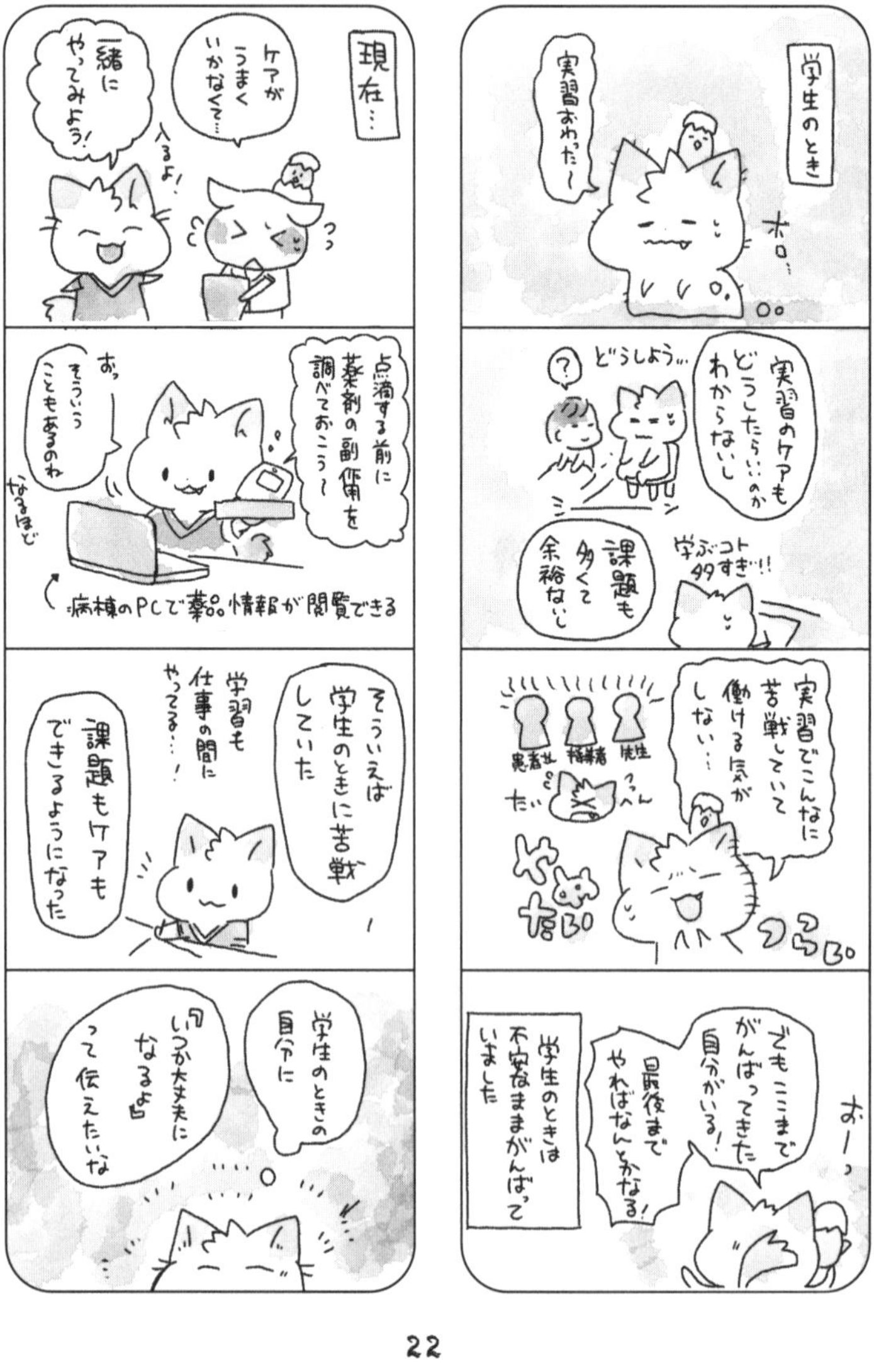

学生のとき
実習おわった～
ホロ…
実習のケアもどうしたらいいのかわからないし
どうしよう…
？
課題も多くて余裕ないし
学ぶコト多すぎ!!
実習でこんなに苦戦していて働ける気がしない…
患者さん
指導者
先生
やめたい
つらい
でもここまでがんばってきた自分がいる!
最後までやればなんとかなる!
学生のときは不安なままがんばっていました
おー!
現在…
ケアがうまくいかなくて…
一緒にやってみよう!
入るよ!
点滴する前に薬剤の副作用を調べておこう～
おっ
そういうこともあるのね
なるほど
病棟のPCで薬品情報が閲覧できる
そういえば学生のときに苦戦していた
学習も仕事の間にやってる…!
課題もケアもできるようになった
学生のときの自分に
いつか大丈夫になるよ♪って伝えたいな

働いてから自分の適性が見つかることも

看護師になるための勉強をしている人の中には、「なんとなくこの道に進もうかな」と漠然と考えている人も一定数いると思います。

私も、高い志を持って学校に入学したわけではないので、「ほかの人よりもモチベーションが低いから、実習もうまくいかないかもしれない」というネガティブな気持ちで臨んでいました。

これは仕方がないことですが、**実習では1回きりのケアで評価されてしまうこともある**ので、ミスをしてしまうと苦手意識が強くなり、心に余裕がなくなるのもつらかったです。

実際に、実習中はほぼ受け身の状態で、記録も上手に書けず、成績も思ったようには上がらず……このまま看護師として働けるのだろうかと、当然不安になりました。2月の国試が終わり、4月の就職の時点でもその不安は消えることがなく、かといって解決策があるわけでもないので、ただ焦る気持ちが募るばかり。

しかし、そんな私も中堅と呼ばれる年数まで看護師として働いています。実習ではボロボロだったにもかかわらず、今では学生さんや新人さんの相談に答えているのです。だから、安心してください。**看護師としてやっていける自信がなくても、働いているうちに見えてくるものもあります。**

とりあえず働き始める、でも大丈夫

働き始めてから、大学の友人には「かげさん、こんなに看護できたんだね」と驚かれたこともありました。たしかにいろいろな患者さんをケアしていると、学生のときにはわからなかった自分の適性に気づく機会がありました。

たとえば、私は気が長いほうなので、認知症の患者さんに何度も同じことを伝えたり、患者さんのペースに合わせて歩行補助をしたりするのがまったく苦ではありません。看護師の中には苦手な人もいるので、これは自分の向いていることなんだと気づくことができました。

もちろん仕事なので大変なことはあります。しかし、その大変さは実習とはまったく違うものです。看護師を目指しているみなさんの中に、これから先ちゃんと働けるのか不安に思う人がいたら、次のように考えてみてください。

●国家試験の勉強をしっかりすることが仕事にも活きる
●実習より時間をかけて、いろんな人のケアができる

今は不安があっても、自分の適性を知るためにとりあえず働き始める、という意識でも問題ないのです。

できる同期と比べて落ち込んでしまう

お悩み 4

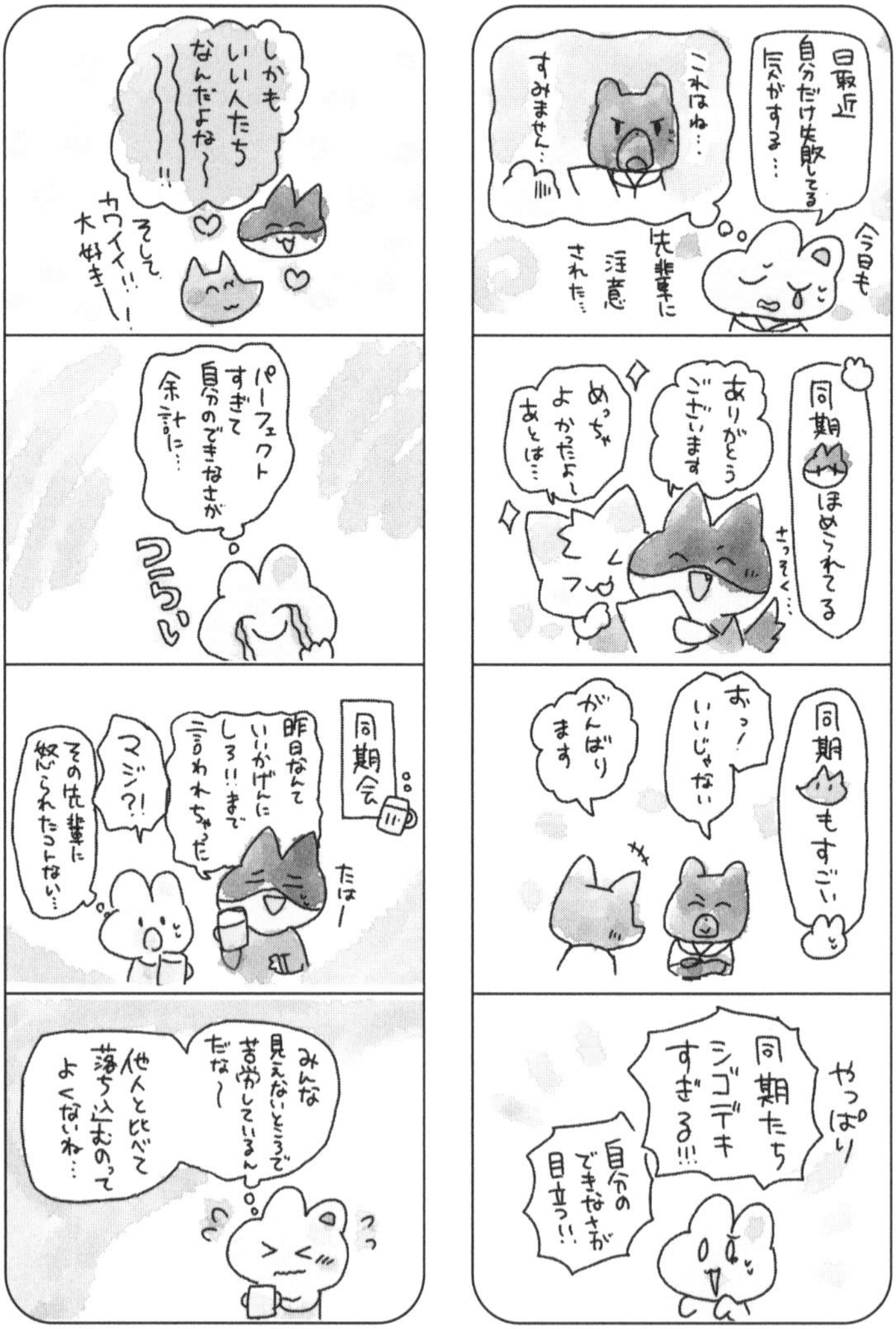

最近 自分だけ失敗してる 気がする…
これはぬ…
すみません…
今日も 先輩に 注意された…
同期 ほめられてる
ありがとう ございます
めっちゃ よかったよ〜 あとは…
さっそく…
同期 もすごい
おっ! いいじゃない
がんばり ます
やっぱり
同期たち シゴデキ すぎる!!!
自分の できなさが 目立つ!!
しかも いい人たち なんだよな〜〜〜〜!!
そして カワイイ!! 大好き〜!
パーフェクト すぎて 自分のできなさが 余計に…
つらい
同期会
昨日なんて いいかげんにしろ!!まで 言われちゃった
たはー
マジ?!
その先輩に 怒られたコトない…
みんな 見えないところで 苦労しているんだな〜
他人と比べて 落ち込むのって よくないね…

「苦手でもできた」を自信に変える

私は、自分のことを「看護が苦手な看護師」だと思っています。なぜかというと、看護学生のときに「看護」という名前の付く授業はどれも評価が悪かったからです。それ以外の栄養学や解剖生理学などの分野はできるのに、なぜか看護だけは再試になってしまう。そのときの記憶が強く残っているので、自分は看護が苦手なんだろうなと思うようになりました。

そんな私が初めて働いた病院では、同期が3人いました。最初から看護が苦手だとわかっていたので、同期がテキパキと仕事をしているときも「苦手なんだからこのくらい差ができても仕方ないか」とあまり深くは考えていませんでした。意識が低いと思われるかもしれませんが**「苦手でもできた」という成功体験が増えていく**ので、前向きに考えられるというメリットも感じていました。

人それぞれ生きてきた道も違うし、考え方だって違います。今から同期と同じようになろうとしても仕方がないのです。必要以上に落ち込まないためにも、**他人ではなく過去の自分と比較する**ことを意識しましょう。

「1か月前はこの疾患について何も知らなかったけど、今は3割くらい理解できている」など、比較対象を過去の自分にすることで自信にもつながります。

「できる人」のいい面を見ているだけかも

落ち込んでいるときは、自分の悪いところと他人のいいところしか目に入らないものです。**あなたが同期に感じている「すごいなぁ」という気持ちは、相手からも思われている可能性も。**

完璧に見える同期でも、失敗談や注意されたエピソードを共有し合うと、自分と大して変わらないということが実感できるかもしれません。

もっと教えて！ Q&A

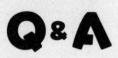

それでも、劣等感が消えないときはどうすればいいですか？

素直に「すごいなぁ」と口に出す練習をしてみましょう。

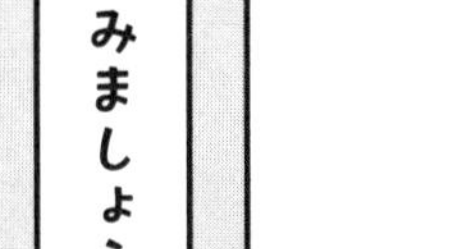

他人に対して「私はあの人のようになれないから」と強い劣等感や嫉妬心を持ち続けていると、チームワークに歪みが出てしまう可能性があります。

他人のすごいところが見えたときは過剰に反応せず、「すごいなぁ」と素直な気持ちを声に出してみましょう。そしてその人のいいところを自分の仕事に取り入れてみてもいいかもしれません。

すごいものはすごい。でもそれが私の価値を下げるわけじゃない。

「すごいなぁ」を口癖にして、自分が成長する糧にできれば一番いいですね。

失敗が失敗を引き寄せている

お悩み 5

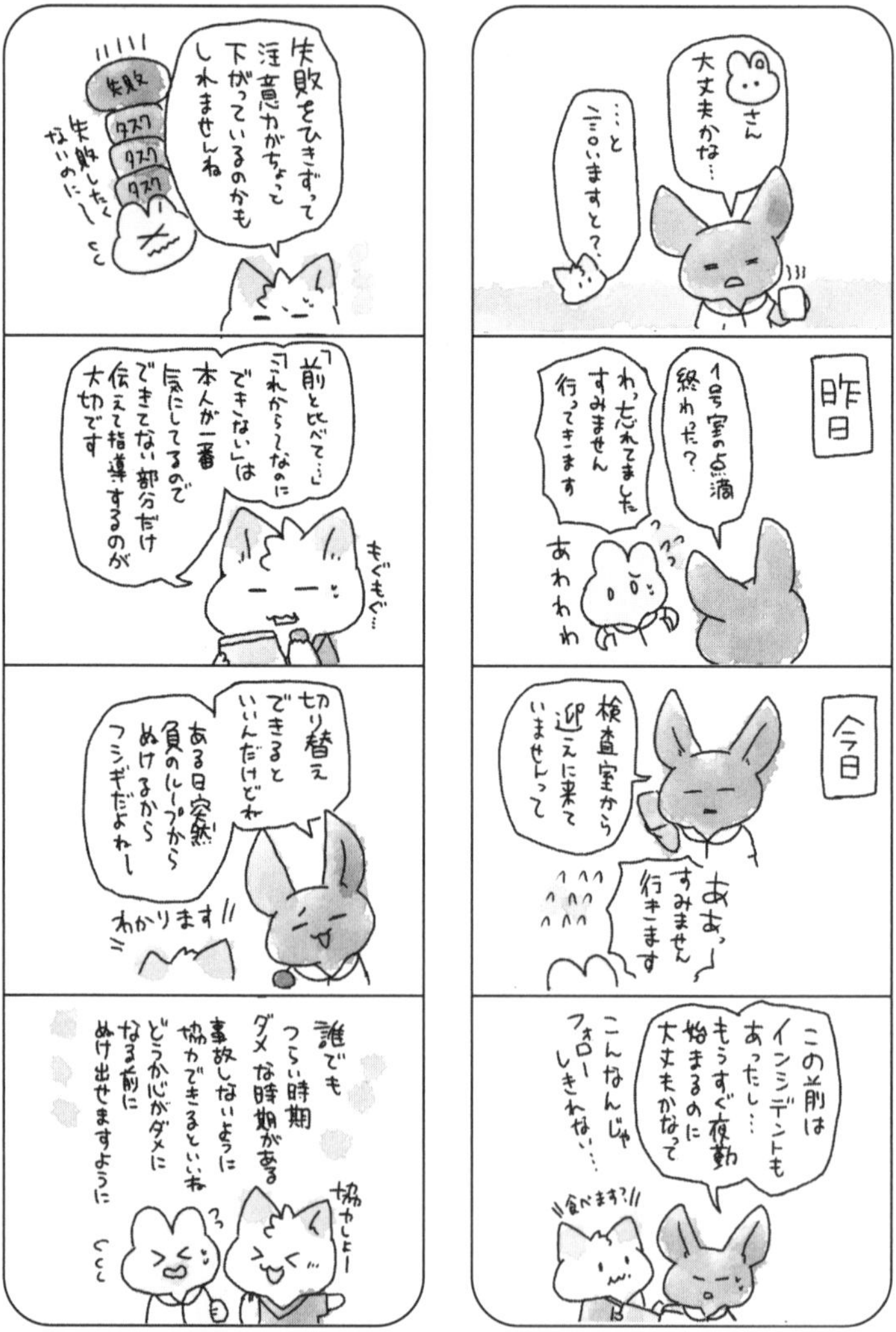

さん
大丈夫かな…
…と言いますと？
昨日
1号室の点滴終わった？
わっ忘れてました すみません 行ってきます
あわわわ
今日
検査室から迎えに来ていませんって
ああっ すみません 行きます
この前はインシデントもあったし… もうすぐ夜勤始まるのに大丈夫かなって
こんなんじゃフォローしきれない…
食べます？
失敗をひきずって注意力がちょっと下がっているのかもしれませんね
失敗
タスク
タスク
タスク
失敗したくないのに〜
「前と比べて…」「これからってなのにできない」は本人が一番気にしてるのでできてない部分だけ伝えて指導するのが大切です
もぐもぐ…
切り替えできるといいんだけどね
ある日突然負のループからぬけるからフシギだよねー
わかります
誰でもつらい時期ダメな時期がある
事故しないように協力できるといいね
どうか心がダメになる前にぬけ出せますように
協力しよー

一緒にいる人が原因で失敗している可能性も

看護を続けていると、たいていの作業は慣れていきます。

それでも単純なミスを繰り返してしまうときには、一度立ち止まって考えてみましょう。新人看護師からの悩みでよく聞くのが、**「いつもは失敗しないのに、特定の先輩と一緒のときだけ失敗してしまう」**というものです。

ある先輩と一緒になると、「また怒られるかもしれない」と緊張して、目の前のことに集中できなくなってしまう。「この前もミスをした」「これからどうするの？」という先輩の言葉が呪いのように頭の中をぐるぐる……。

そういった状態を続けていると、「自分はなんでこんなにミスをするんだ」と落ち込むことでまたミスをして、先輩はそれを見てまた怒る、という悪循環に陥っていきます（そしてそういう先輩に限って、自分が原因である自覚がありません……）。

先輩を代えてもらうことも時には必要

看護師長に「どうしても失敗が多くなってしまうので、指導者を代えてほしい」と伝えると、それとなく勤務の組み合わせを変えてくれる病院もあります。

このときに大切なのは、相談する相手を間違えないこと。2年上の先輩看護師に話しても、同情はしてくれても勤務体制を変える権限はありません。**真剣に取り合ってくれる看護師長、新人教育責任者**などに時間をとってもらい、個別に話をしてみましょう。

追い詰められて「自分ができないからいけないんだ」と思っていると、なかなか先輩を代えてもらうという発想にはならないかもしれません。だからこそ、この選択肢を知っておいてほしいのです。

このようにアドバイスすると、次に考えるのは「先輩を代えてもらったら関係がこじれるんじゃない？」ということでしょう。

しかし、看護師長や教育責任者はたいてい「ほかの人とも仕事させたほうがいろいろ学べると思うから」など、関係がこじれないような理由でその先輩と一緒に作業する頻度を減らしてくれるものです。

１日だけ現場が一緒になるような先輩と違い、プリセプター*に不満がある場合は、担当を外されたことが周りにもわかってしまうのでなかなか難しいですが、それでもあまり業務がかぶらないように配慮してくれることが多いです。

ただ、人が少ないところだと絶対に代えてもらえるとは言い切れません。そういうことを予防するためにも、**病院選びの際には「人員に余裕があるか」をチェックする**ことが大切です。

人が多いと自分と合わない人がいるかもしれない。でも、それは助けてくれる人も多いということの裏返しなのです。

＊一定期間マンツーマンで後輩看護師を指導する先輩看護師のこと。後輩看護師はプリセプティと呼ばれる

勉強のやる気が出なくて自己嫌悪

お悩み 6

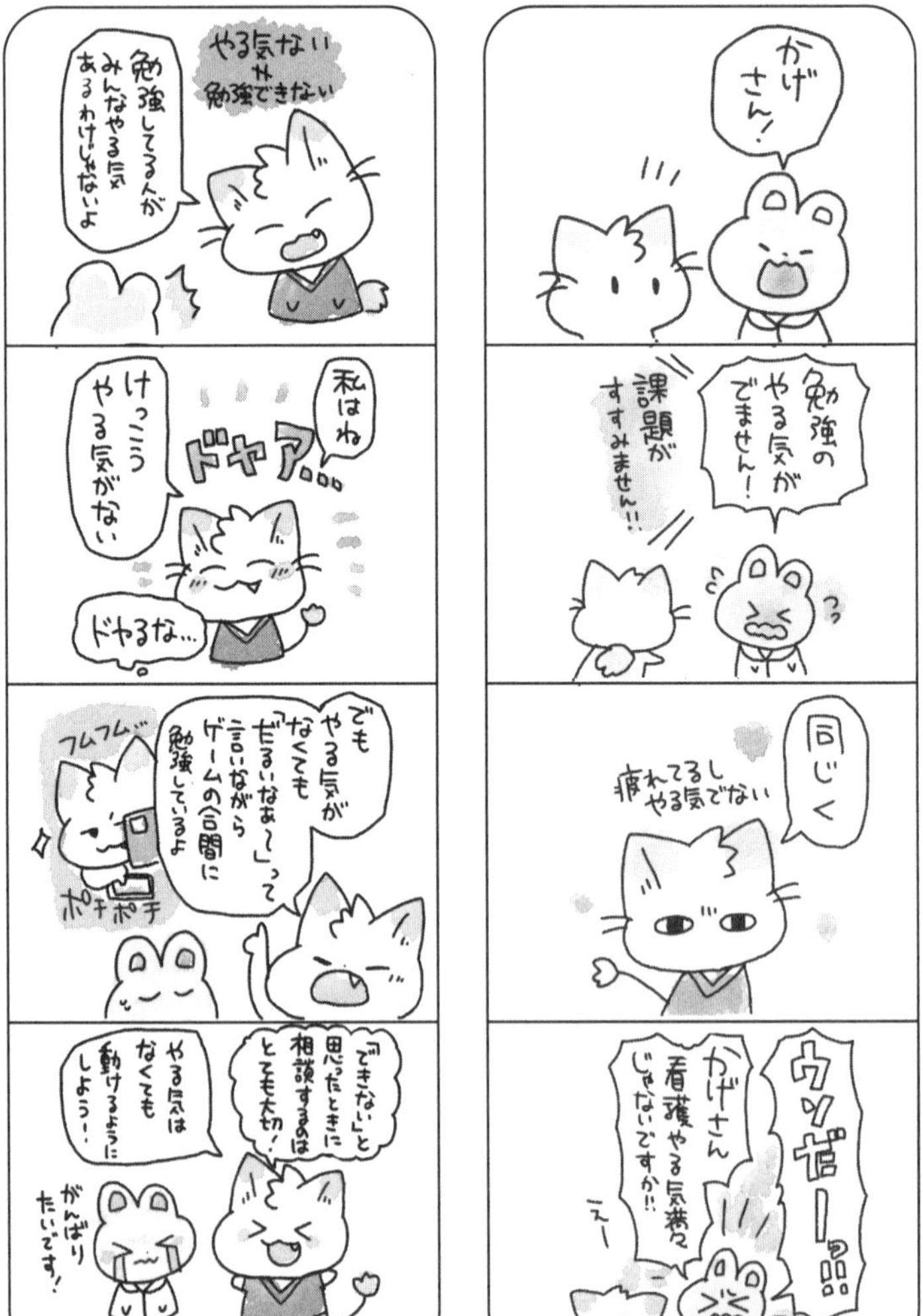
かげさん!
勉強のやる気がでません!
課題がすすみません!!
同じく
疲れてるしやる気でない
ウソだー!?!!
かげさん看護やる気満々じゃないですか!!
えー
やる気ない≠勉強できない
勉強してるんがみんなやる気あるわけじゃないよ
私はね
けっこうやる気がない
ドヤァ…
ドやるな…
でもやる気がなくても「だるいなあ～」って言いながらゲームの合間に勉強しているよ
フムフム
ポチポチ
「できない」と思ったときに相談するのはとても大切!
やる気はなくても動けるようにしよう!
がんばりたいです!

意外とみんな、やる気はない

朝起きると「仕事、嫌だなー」と真っ先に思う。
課題を出されると「やりたくない……」とめんどくさくなる。

看護師になりたくて実習も国試も乗り越えたのに、そういう自分が嫌になることはあるかもしれません。でも、自己嫌悪に陥るのは「看護師の仕事を前向きにがんばりたい」と思えているからですよね。

ある調査*によると、日本では、うまくいくかわからないことに対して意欲的に取り組めない若者の割合が諸外国に比べて高く、48・5％もいるそうです。つまり、**結果が読めないことにやる気を持って取り組める人は多くはない**のです。

「やる気がないけどやらなきゃいけないことはやっている」なら大丈夫。私もけっこうやる気がないです。

＊「我が国と諸外国の若者の意識に関する調査（平成30年度）」、令和元年６月、内閣府政策統括官（共生社会政策担当）

やる気がなくても動けるようにする

ただ、やる気もないうえに、やらなきゃいけないこともできないときは改善策を考えてみましょう。やる気がなくても行動に移せるようになるコツは**「なるべく簡単に」「短時間でできる」**ものからスタートすることです。

私の場合、後輩がこのような悩みを持っていたら、次のようなやりとりをします。

やる気があったらしたいことは？

心不全の勉強です。心不全の患者さんの受け持ち*をして勉強しようって先輩に言われたので！

どんなふうに勉強したいの？

ルーズリーフがあるから、ノートを作って先輩に提出しようと思います。

＊患者さんが入院してから退院するまでの間、個別のケアを行う担当のこと

15分でやるとしたらまずは何する？

循環器看護の本があるから心不全の項目を読んでみます。

次の日の15分はどうする？

15分だとノートに心臓の絵を描いて終わってしまいそう……。

それでいいんだよ、心臓の解剖はわかるようになるんだから。


このように短時間で簡単にできることを積み重ねます。

看護師の勉強は基本的に医学書を読んでノートにまとめることが多いですが、最近はオンラインで受講できる講義も増えてきています。私はオンライン講義を1つ見たらゲーム、しばらくしたらもう1つ講義を見る、といったことを繰り返しています。

一気にぜんぶやろう、などと思わずに「簡単」と「短期間」を意識することで、**やる気に頼らない勉強法**を見つけることができるのです。

モチベーションの保ち方を知りたい

お悩み
7

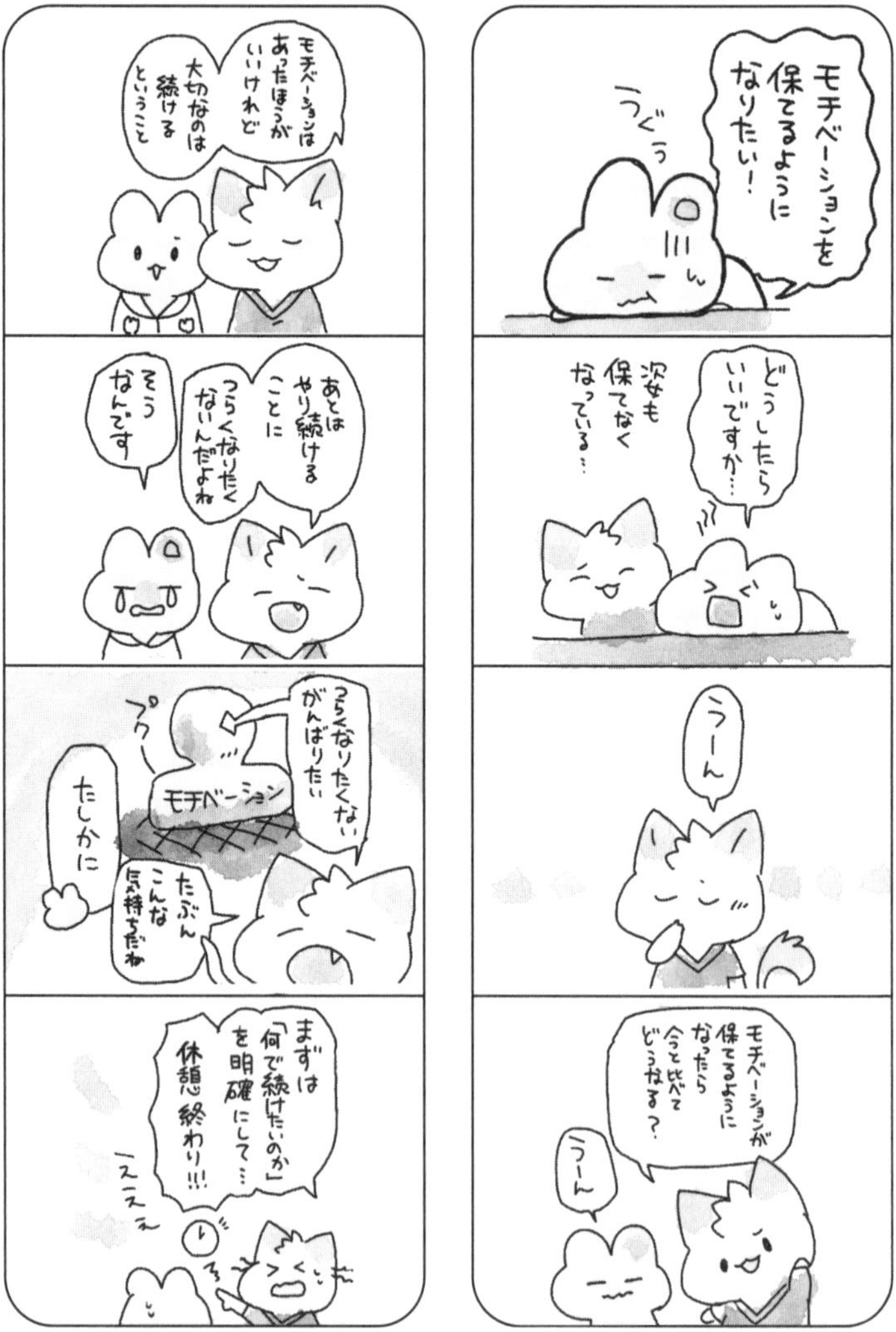

モチベーションを保ってどうなりたいか

「看護が苦手なのにどうやってモチベーションを保っているのですか？」と聞かれることがよくあります。モチベーションとは「何かをするための動機や目的意識」のこと。私の場合は看護師になった明確な動機や目的はありませんが、本気で看護師を辞めたいと思ったことは今までありません。

いろいろと話を聞いていると、モチベーションを保つ方法を知りたがっている人は、辞めたいくらいに実習や仕事がつらく、それでも続けたいという意思を持っている。そういう傾向があるとわかってきました。私はそういう人には

モチベーションの保ち方がわかると自分はどうなれると思いますか？

と聞いてみたりします。

答えとして返ってくるのは「仕事が続けられる」とか、学生であれば「実習をがんばれる」「国家試験の勉強もこなせる」とか……。現在のしんどい状況を乗り越えられる、と考えている人がほとんどです。

先ほど触れたように、モチベーションとは目的意識や動機という意味ですから、実は「モチベーションの保ち方」について考えることは、看護という仕事や勉強に対する目的意識、動機について考えることとイコールです。目の前のしんどさを解消するための方法としてとらえるより、**「何のために看護の勉強や仕事をしているのか」「どうして勉強や仕事を続けたいと思うのか」**と、根本に立ち返って考えてみると整理しやすいかもしれません。

先が見えればもう少しがんばれるのかも

自分が看護師を続けたい理由はわかっているけど、とにかくこのしんどさから早く逃れたい、という人もいるでしょう。

しかし振り返ってみると、**新人の頃が一番しんどい**というのが私の実感です。経験を積んでも勉強しつづける必要はありますが、新人時代に比べると「この知識をすぐに頭に入れなければ明日働けない」といった気分になることはなくなっていきます。一時しのぎかもしれませんが、「今がしんどさのマックスなんだ」と考えてみるのもアリだと思います。

そのためには**具体的な目標を立てて「そこまではがんばってみよう」というのもひとつの手**です。「この患者さんが退院するまでは」や「奨学金を返し終わるまでは」など、時期を区切ると自分の気持ちをキープできることもあります。

終わりが見えないことでモチベーションが低下しているなら、**自分で「終わり」を仮設定してみる**。やらなければいけないことの量を減らすことはなかなかできませんが、これならすぐ取り組めると思います。

要領が悪すぎて落ち込む

お悩み 8

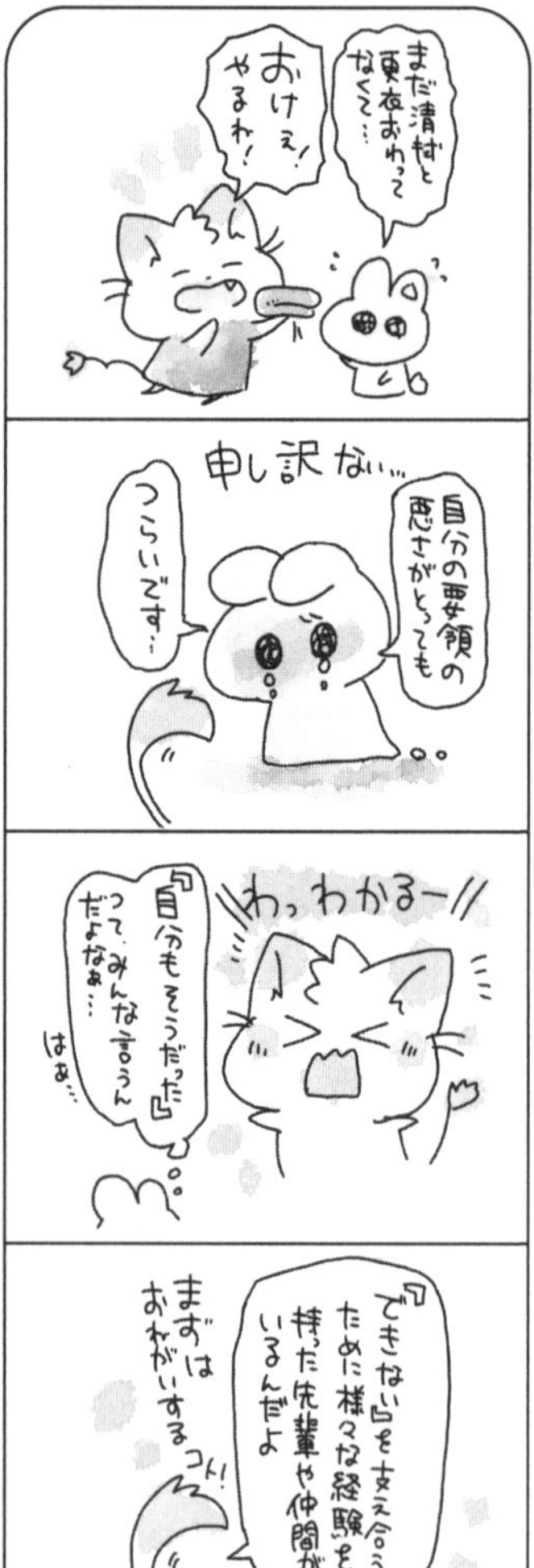
まだ清掃と更衣おわってなくて…
おけぇ! やるわ!
申し訳ない…
自分の要領の悪さがとってもつらいです…
わっわかるー
『自分もそうだった』ってみんな言うんだよなぁ…
はぁ…
『できない』を支え合うために様々な経験を持った先輩や仲間がいるんだよ
まずはおねがいするコト!

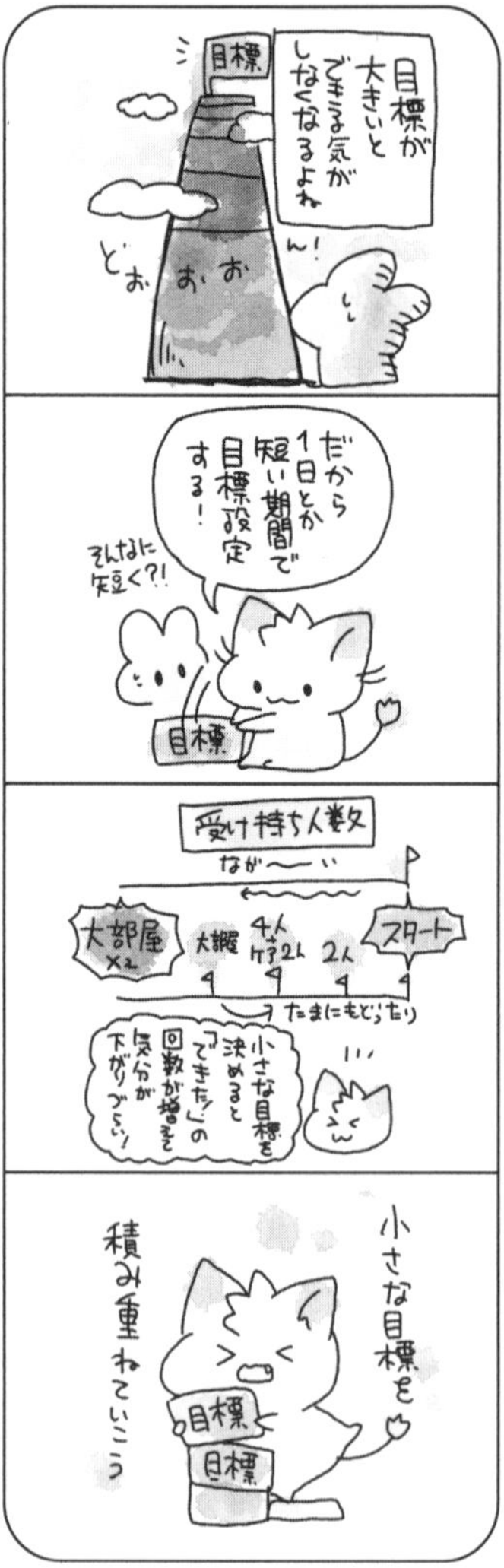
目標
目標が大きいとできる気がしなくなるよね
どぉぉぉん!
だから1日とか短い期間で目標設定する!
そんなに短く?!
目標
受け持ち人数
なが〜〜い
大部屋×2
4人 ケア2人
2人
スタート
たまにもどったり
小さな目標を決めると「できた!」の回数が増えて気分が下がりづらい!
小さな目標を積み重ねていこう
目標
目標

要領がいい人との違いを分析する

実習で行動計画どおりにケアができなかった。仕事では業務が終わらなくて先輩に手伝ってもらった。そういうときに私は「要領が悪いな……」と思っていました。自分がいないほうがこの病棟はうまくいくのではないだろうか、と考えるほど悩んだこともあります。

少しずつ要領をよくするために、まずは**「要領がいい人」を見つけて、どんな動きをしていたか振り返ってみてください。**

私が最近要領の違いを感じた場面は、患者さん3人の清拭《せいしき》*を行わなければいけなかったとき。自分一人では時間内に終わらなさそうだったので、ほかのスタッフに患者さん1人をお願いして自分の作業に集中していたところ、そのスタッフはすでに2人のケアを終えていたのです。要領がよすぎます。

＊病気やケガなどで入浴が困難な患者さんの体を拭くこと

このようにエピソードを振り返り、ほかのスタッフさんと自分の動きはどのように違っていたかを分析します。そうすると、たいてい自分は**1つの作業に時間がかかりすぎていたり、作業の優先順位が間違っていたりします。**

小さな目標を作って集中する

スムーズに作業をこなせなかった原因と対策が見えてきたところで、次に、**「午前中では」「1時間では」と細かく時間を区切って**毎回取り組みます。そうすると、「1時間ではこれくらいできた。13〜16時までの3時間ではどうだろう」と考えられるようになります。

間に合わなさそうであれば、**あらかじめ応援を頼んだり、間に合わない可能性があることを事前に報告したりする**ことで、大きな失敗につながることを予防するとよいでしょう。

もっと教えて！ Q&A

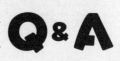

仕事で誰の役にも立てない自分には価値がない、と考えてしまいます。

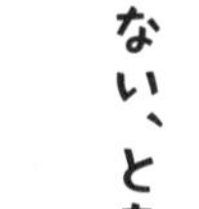

ほかの人の自己肯定感を高めるお手伝いをすると、自然に自分のことも認められるようになるかもしれません。

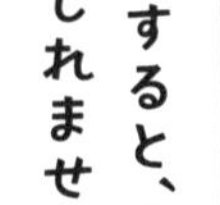

自己肯定感とは、ありのままの自分を認める感覚のことです。過去に自分を否定された経験が多いとどうしてもその感覚が持てず、「誰かの役に立つ」ことだけが自分の価値だと思ってしまいます。一方で、そういう人は周囲の発言や評価を大切にして配慮するやさしさを持っているともいえます。

自分を認めることが難しければ、後輩の自己肯定感を高めるお手伝いをしてみてください。他人のいいところを見つけ、ほめ言葉を日ごろから口にすることで、自然と自分に対してもその視点を持てるようになっていくはずです。

困っていても人に頼れない

お悩み 9

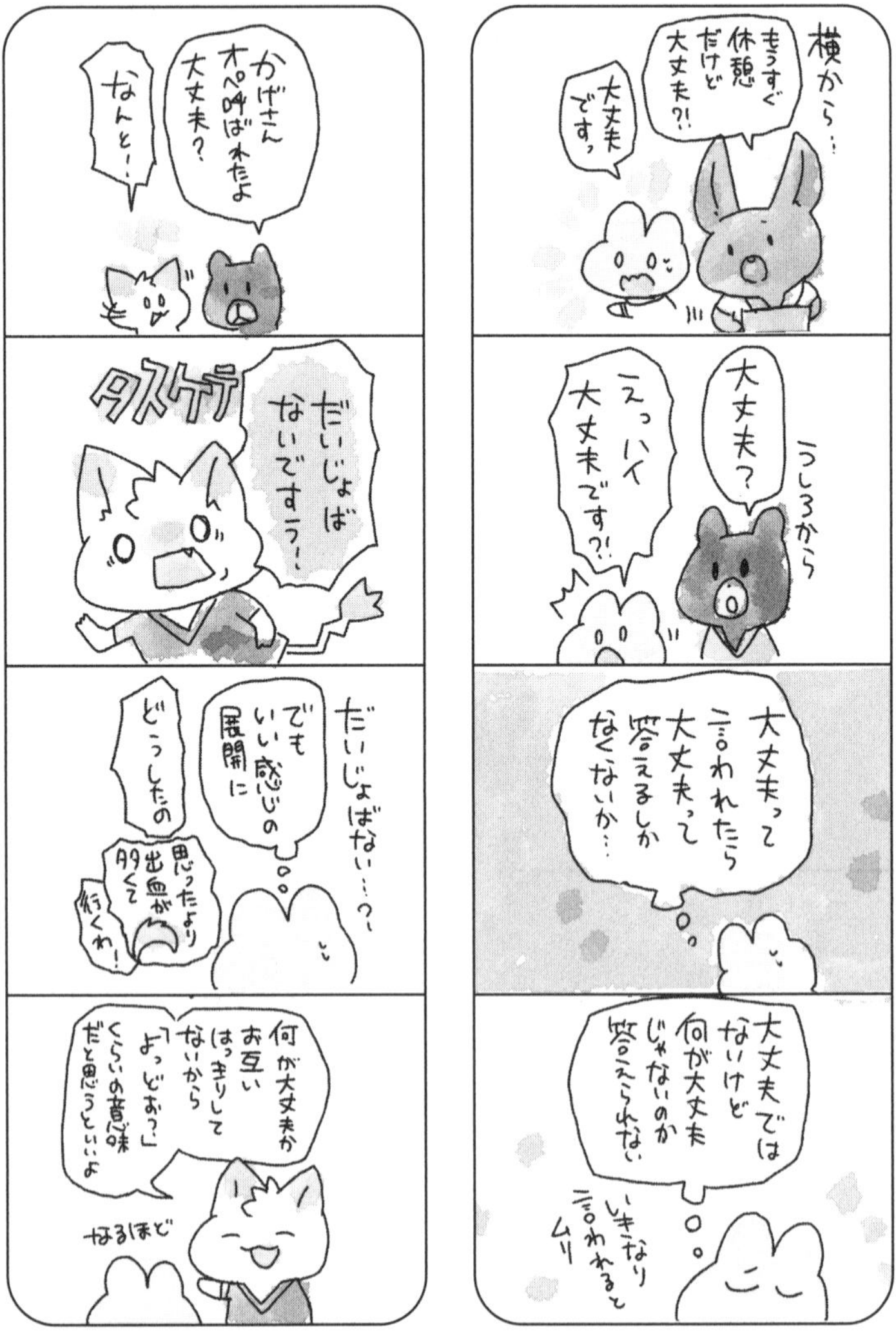
横から…
もうすぐ休憩だけど大丈夫?!
大丈夫です っ
うしろから
大丈夫?
えっハイ大丈夫です?!
大丈夫って言われたら大丈夫って答えるしかなくないか…
大丈夫ではないけど何が大丈夫じゃないのか答えられない
いきなり言われるとムリ
かげさんオペ呼ばれたよ大丈夫?
なんと…!
タスケテ
だいじょばないですぅ!!
だいじょばない…?
でもいい感じの展開に
どうしたの
思ったより出血が多くて行くわ!
何が大丈夫かお互いはっきりしてないから「よっどお?」くらいの意味だと思うといいよ
なるほど

困りごとは共有したほうが解決する

先輩看護師から「大丈夫？」と聞かれたときに、本当は困っていることがあるのに、反射的に「大丈夫です！」と答えてしまう人はけっこう多いです。「どんなことを話したらいいのかわからない」「先輩に頼ったらいけないんじゃないか」という気持ちから来る行動だと思います。

しかし、先輩の言う「大丈夫？」は、「何か失敗してないよね」という圧力ではなく、**単なるあいさつ代わりであることがほとんど**です。

大丈夫？（何か困ってることある？）

すみません、ナースコールが鳴りまくって焦ってます！

お、じゃあ私○○さんのところ行くね。

このように、困りごとは共有してくれたほうが、先輩としては助かるはずです。与えられたすべての仕事を一人で抱え込むのではなく、看護師同士お互いに助け合いながら患者さんのケアをする。それが私たちのしている仕事です。

「スムーズ」に手伝ってもらうために

やらなければいけない仕事がたくさんある中で、何を先輩に頼んだらいいのかわからなくなってしまうときもあると思います。以前、先輩に慌てて相談したら「それは自分でやって」と言われてしまった……という人も中にはいるかもしれません。怖い思いをさせる先輩にも問題はありますが、そういうときのためにも**自分の仕事をリスト化してから頼る**のが効果的です。

自分では優先順位がわからなくても、そのリストを先輩に見せると「じゃあ私はこれをやるね」と決めてくれたり、「こういう順番でやろう」と提案してくれたりするので、スムーズに仕事を終わらせることができます。

リストは、自分の仕事を忘れないためでもありますが、**人に見せて共有できるという利点**もあるのです。結果的に、自分のためにも相手のためにもなるので、日頃から習慣にしておきましょう。

病院では「ワークシート」や「情報収集用紙」と呼ばれる、患者さんの最低限の情報だけが書かれた表を使うことがあります。その日受け持つ患者さんのシートを印刷することで、点滴する時間や採血のタイミング、検査の時間などを自分でかいつまんで書いておくことができるものです。人によって書き方が違うので、先輩たちがどのように書いているのかを教えてもらいましょう。

ベテラン看護師は印刷しなかったり、自分用のメモとしてのみ使ったりすることも多いですが、新人のうちはこのシートをめいっぱい活用して、自分の仕事を自分にも他人にもわかりやすいよう可視化しておくことをおすすめします。

人の命を預かることがプレッシャー

お悩み
10

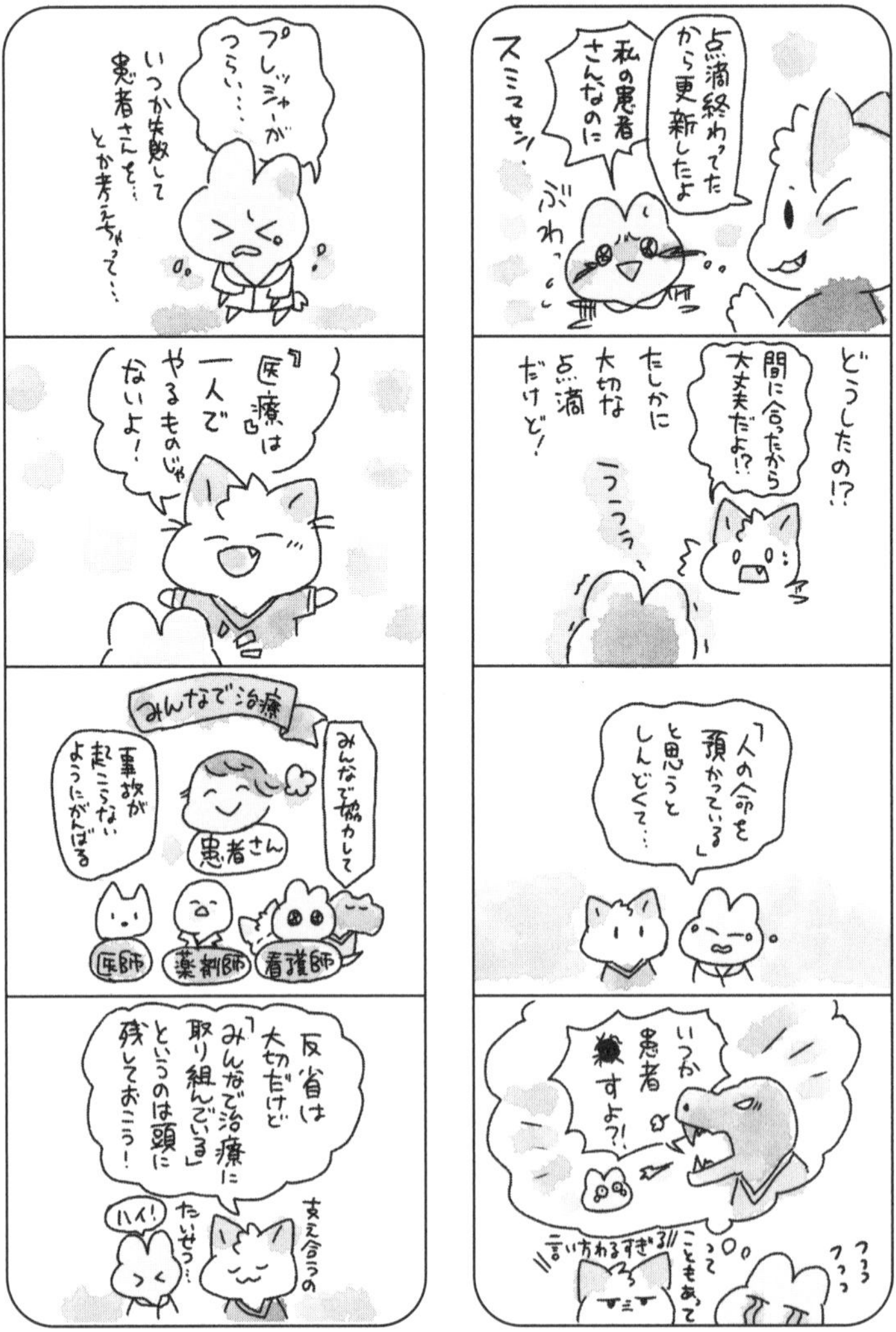
点滴終わってたから更新したよ
私の患者さんなのに
スミマセン!
ぶわっ
どうしたの!?
間に合ったから大丈夫だよ!?
たしかに大切な点滴だけど!
うっうっ
「人の命を預かっている」と思うとしんどくて…
いつか患者
すよ?!
言い方わるすぎる
ってこともあって
プレッシャーがつらい…
いつか失敗して患者さんを…とか考えちゃって…
『医療』は一人でやるものじゃないよ!
みんなで治療
みんなで協力して
事故が起こらないようにがんばる
患者さん
医師
薬剤師
看護師
反省は大切だけど「みんなで治療に取り組んでいる」というのは頭に残しておこう!
ハイ!
たいせつ…
支え合うの

ていねいにプレッシャーと向き合う

「人の命を預かっている仕事だから」と、自分が苦しくなるほど責任感を持てるのは、本当にすごいことです。しかし、そのプレッシャーがきっかけで仕事を続けられなくなったり、メンタルが崩壊してしまったりしたら、後悔するのではないでしょうか。そうならないように、手前の段階で**何がプレッシャーなのかを考えてみましょう。**

プレッシャーについては、よくいただく質問です。内容を見ていて感じるのは、まだ自分が勉強していない疾患や治療、知らない処置があることで、漠然と不安になっているのではないかということです。

これから先、また自分の知らないことがやってきたら、正しい治療や看護ができないかもしれない。そうしたら私のせいで人が亡くなってしまうかもしれない。

そういう考えが頭の中を巡ってしまうのは、すごくつらいですよね。

ここで少し考えてみましょう。自分が手順を理解していて、何度も経験している疾患のある患者さんの治療であっても不安になるでしょうか。

たとえば、終末期の看護をしている人が「患者さんが亡くなることに耐えられない」というのなら、終末期の病棟以外に異動するのもひとつの手段です。しかしそうではなく、「わからない」ことで不安になっているのなら、自分の看護に自信が持てるようになれば、今感じているプレッシャーは軽くなるはずです。

自信を高める方法は、行動すること。「その行動ができないんだよ」と思うかもしれませんが、すべてを完璧にこなす必要はありません。たとえば、自分が担当したことがない疾患の患者さんを先輩が担当している場合なら、ケアに入ることを申し出てちょっとでも知見を積む。直接対応するのが難しい場合は、処置に必要なものを揃えるだけでもいいんです。

「今日できたこと」を自信に変える

処置の手順や疾患の知識が身につくと、たとえば患者さんが副作用で苦しんでいたり、症状が急変してしまったりしても、「これは想定していた状況。落ち着いて対処しよう」と自分に言い聞かせて冷静に対処できるようになります。

そういう日々を過ごしていくと、仕事が終わったあとに「この前より上手にケアできた！」と思えたり、「私もけっこうやれるじゃん」と前向きになれたりします。できなかったところを責めるのではなく、**今日できたことを自分でほめる**という習慣も取り入れてみると、気持ちが軽くなるかもしれません。

プレッシャーを感じている時間はつらいですが、上手に自分の気持ちと向き合うことができれば、自分が必要以上に苦しくなってしまう事態は少しずつなくなっていくかもしれません。

予想外のことが起こると慌ててしまう

お悩み 11

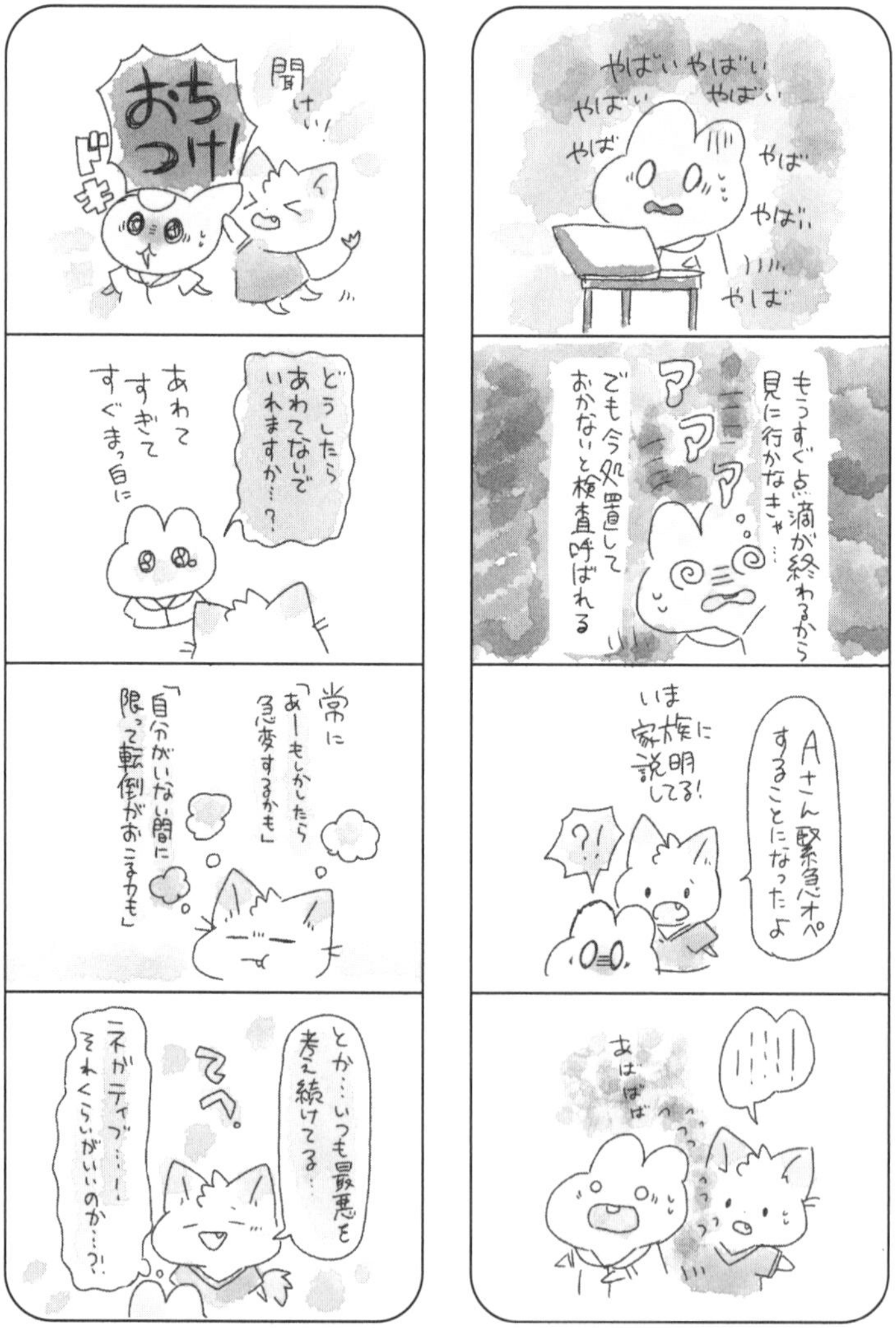

やばいやばい
やばい
やばい
やば
やば
やばい
やば
もうすぐ点滴が終わるから見に行かなきゃ…
でも今処置しておかないと検査呼ばれる
アアア
いま家族に説明してる!
Aさん緊急オペすることになったよ
?!
!!!!
あははば
おちつけ!
聞けい!
ドキ
どうしたらあわてないでいれますか…?
あわてすぎてすぐまっ白に
常に「あーもしかしたら急変するかも」
「自分がいない間に限って転倒がおこるかも」
とか…いつも最悪を考え続けてる…
てへ。
ネガティブ…!それくらいがいいのか…?!

日々の仕事で耐性を身につける

私の場合は、慌てていても表情筋があまり動かないので、よく周りからは「落ち着いている」と思われています。ですが、今でも内心ヒヤヒヤすることがありますし、新人の頃にはパニックになってしまうこともよくありました。

看護学生や若手看護師が感じている緊張は、たとえるなら、一般の人が倒れている人を見つけてAEDを使わなければいけないくらいのレベルのものだと思います。AEDキットに手順が書いてあることは知っていても、上手に扱えるか不安になるのは、経験が少ない状態では当たり前です。

みなさんは、慌ててしまう理由について考えたことはありますか？「経験が少ない」という理由以外にも、**「予想していなかったことが突然起こる」**ことも要因としては大きいでしょう。経験に関しては時間をかけないと難しいですが、予想するというのはできるかもしれません。

たとえば、受け持ちの患者さんの病歴を確認して **「もし、この患者さんが急変したらどのような事態が予想できるだろう」** と日頃から考えておきましょう。

また、もしその急変が起きたら自分はどのように対応すべきかまで考えておくと、もしものときに焦ることなく適切な行動を取りやすくなります。少し大げさなくらいにイメージしておくのがおすすめです。

助けを呼ぶことも大切な看護

ただ、どれだけ予想していても、急変の患者さんを目の前にしたら頭が真っ白になってしまうこともあるでしょう。そういうときには迷わずほかの **看護師や近くにいる医師の力を借りてください。**

もちろん、そのときの様子や変化を明確に伝えられるのがベターですが、何を

伝えたらいいのかわからないほどのパニックになってしまうこともあります。その場合は、

自分では対応しきれないので交代してください！

と素直に伝えてもいいんです。

そうすると、フォローに来てくれた先輩たちが交代してくれたり、「とりあえずこれをやって」と指示をくれたり、処置に必要な情報をくれたりします。あとはその指示にしたがって、慎重に作業を進められるように意識すればいいのです。

新人のうちは、**「自分一人でなんとかしようとしない」というのも患者さんの命を守るためには大切な判断です。**

患者さんに共感しすぎてつらくなる

お悩み
12

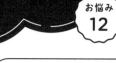

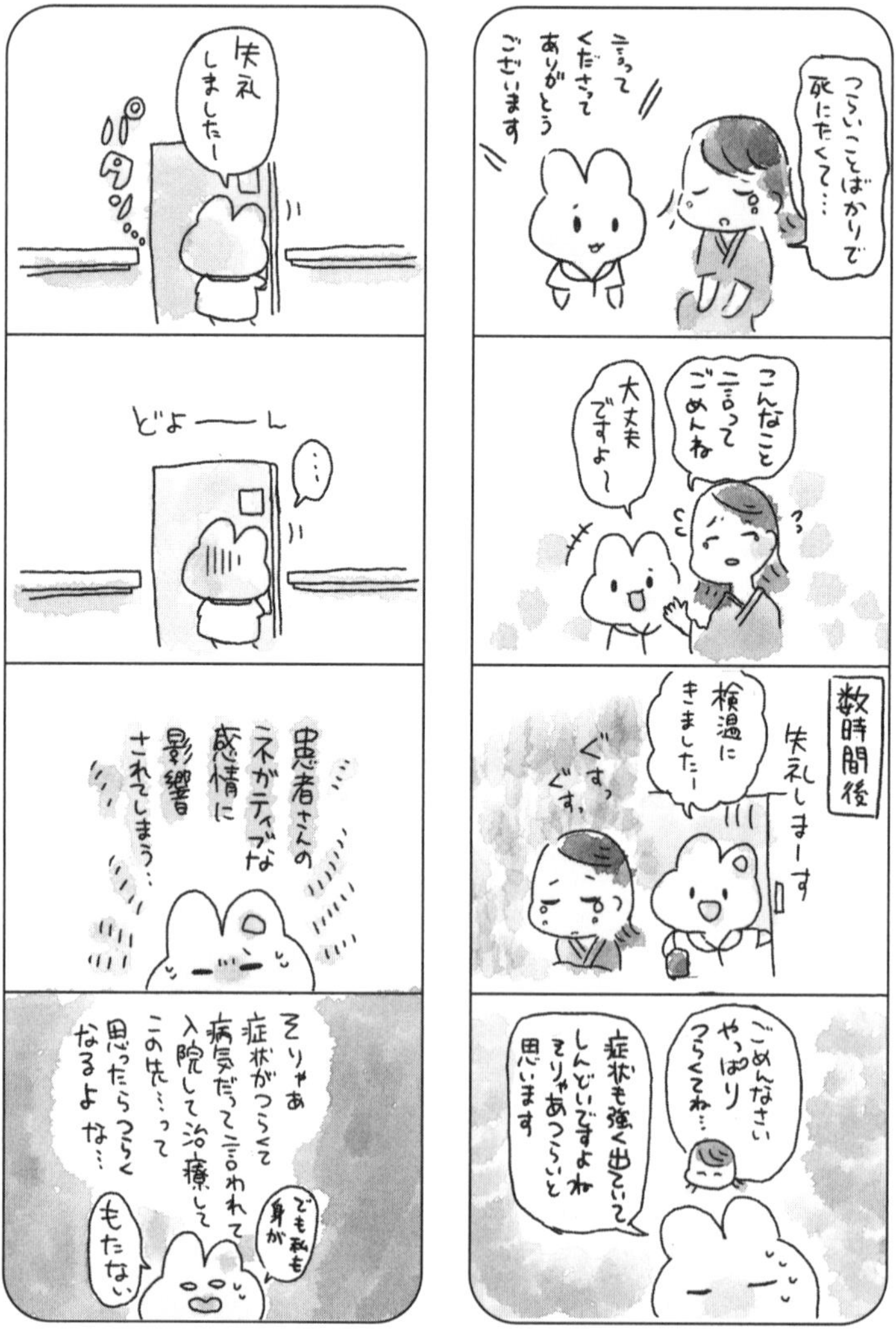

つらいことばかりで死にたくて…
言ってくださってありがとうございます
こんなこと言ってごめんね
大丈夫ですよ〜
数時間後
失礼しまーす
検温にきましたー
ぐすっぐすっ
ごめんなさいやっぱりつらくてね…
症状も強く出ていてしんどいですよねそりゃあつらいと思います
失礼しましたー
パタン…
どよーーん
…
患者さんのネガティブな感情に影響されてしまう…
そりゃあ症状がつらくて病気だって言われて入院して治療してこの先…って思ったらつらくなるよな…
でも私も身が
もたない

共感と他人事を使い分ける

私が新人のとき、患者さんから「もう殺してくれ」と言われたことがあります。毎日、患者さんにとってよりよい看護を目指しているけれど、目の前の患者さんが笑顔になることはありませんでした。正直、この言葉は今でもつらかった記憶として残っています。

当時のプリセプターにつらいと思っていることを話すと、「人の気持ちを自分のことのように感じられるのはやさしいからだよね」と言われました。

薬の副作用に苦しんだり、治癒が難しい状態になっていたりすると、「つらい」「死にたい」と口にする患者さんもいます。

看護師として、ある程度経験を積んでからは、「こんなに苦しい症状を抱えているんだから、それはつらいよね」といったん事実だけを受け止めるようにしています。**相手の感情は取り入れず事実だけを受け止めるのも、自分の気持ちを守るためには必要なこと**だと学んできたからです。

悲しんでいても手を動かしていればいい

よく、患者さんの前で泣くのは看護師としてどうなのか、と言われることがあります。これに関しては、私は特に問題だと思いません。泣いてばかりで仕事が滞ってはいけないですが、**手を動かすのを忘れなければいい**と思います。

ただ、ここで見落とさないでほしいのは**自分の気持ちも弱っているのかもしれない**ということ。悲しい気持ちに寄り添って泣いているのか、自分の悩みやつらいことと重ね合わせて泣いているのか、一度立ち止まって考えてみてもいいかもしれません。

もっと教えて！ Q&A

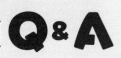

自分が弱っているか、セルフチェックするには？

食事・睡眠・入浴、どれかができなくなったら危険信号。体からのアラートを見逃さないで！

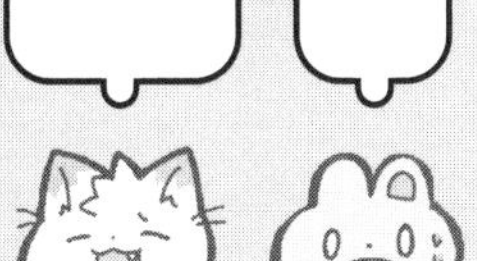

今までしなかったようなミスを連日繰り返していたり、いつの間にかボーっとしていたりなど、「なんでこんなミスしたんだろう」と思う行動を繰り返していたら注意が必要です。また、心が疲れてしまうと、食欲不振や睡眠不足などの変化が出てきます。さらに、自分の体を清潔に保ちたいという気持ちが薄くなってきた場合は、かなり弱っていると思ってください。お風呂やシャワーが億劫になっているというのは、セルフネグレクト（自己放棄）の前兆なのです。そうなった場合は一度受診を考えてみてもいいかもしれません。

患者さんが亡くなって悲しい

お悩み 13

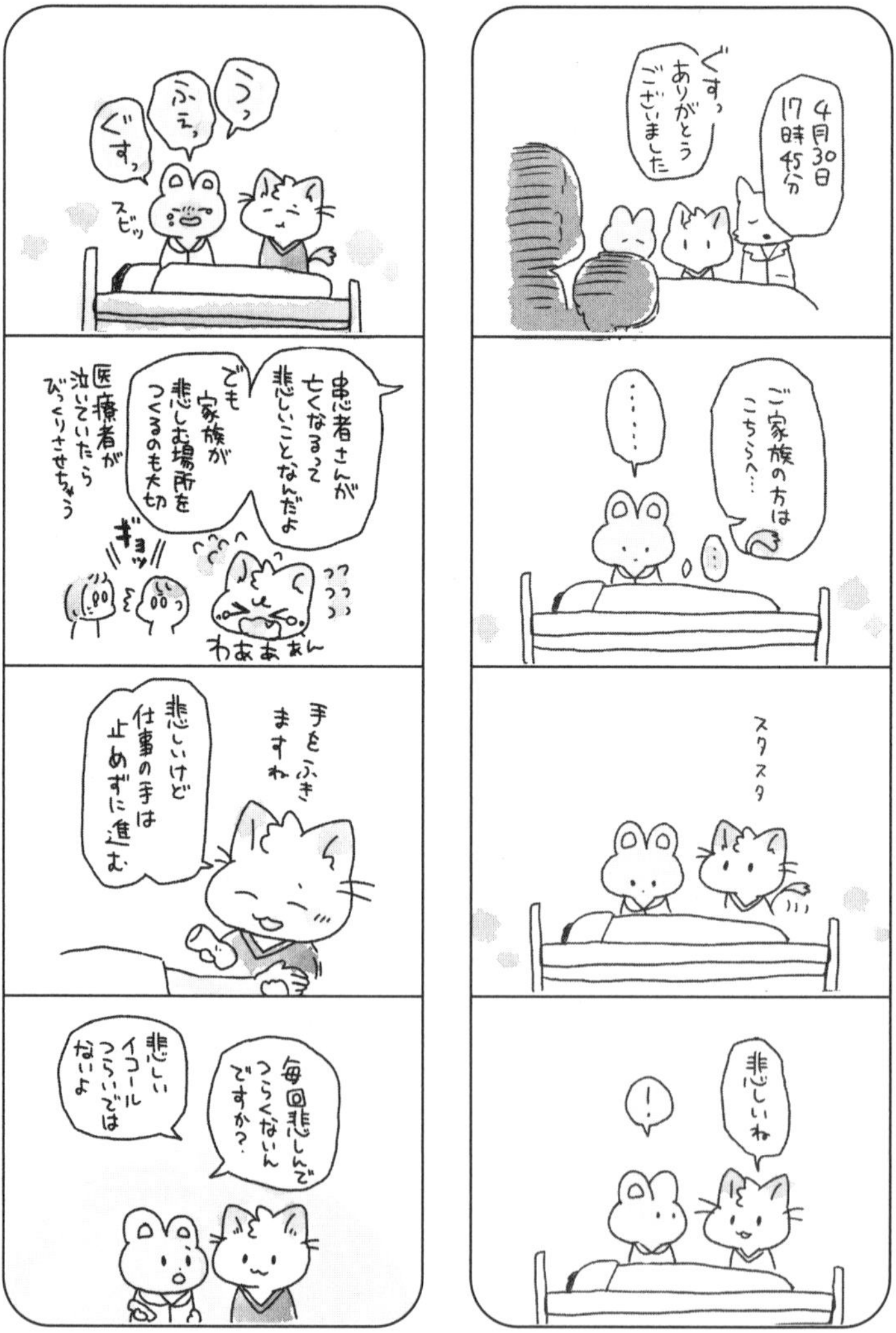

4月30日 17時45分
ぐすっ ありがとうございました
ご家族の方はこちらへ…
……
…
スタスタ
悲しいね
!
うっ
ふえっ
ぐすっ
スピッ
患者さんが亡くなるって悲しいことなんだよ
でも家族が悲しむ場所をつくるのも大切
医療者が泣いていたらびっくりさせちゃう
ギョッ
わあああん
手をふきますね
悲しいけど仕事の手は止めずに進む
毎回悲しんでつらくないんですか?
悲しいイコールつらいではないよ

「悲しい気持ち」は消そうとしなくていい

少しだけ私の実体験を紹介します。

看護師になって1年目がようやく終わるという時期に、私が受け持っていた患者さんが突然亡くなってしまいました。それまでの経過は良好で、退院できると思っていた矢先のできごとでした。

少しずつよくなっていく様子も見ていたし、世間話をしたこともありました。でも、医療は100%完璧なわけではありません。先輩たちの患者さんを見ていて、すべてがうまくいくわけじゃないとわかっていたつもりでしたが、当時はかなりショックを受けました。

亡くなった患者さんのご家族が病室で泣きくずれる姿を見ても、なんと声をかけていいのかわからず、ただ呆然と立ち尽くしていました。仕事はできていましたが、家に帰ると部屋の隅でボーっとする日々。

しかし、今となってはその**「悲しい」という気持ちをちゃんと感じられてよかった**と思っています。自分の気持ちは消そうとすればするほど消化しきれず、心の不調につながっていくものだからです。

悲しくてもできることをしよう

自分に後輩ができて、しばらく経ったときのこと。後輩も、受け持ちの患者さんが亡くなったことが悲しくて何も手につかなくなっている状態でした。私は、後輩にこのように伝えました。

人が亡くなるのは当然悲しい。その悲しさに慣れる必要はないよ。ただ、私たちには、亡くなった患者さんとご家族に対してできることがある。

看護師が亡くなった患者さんに対してできること。それは、患者さんの身支度を整えるエンゼルケアや、ご家族がしっかりと悲しめる環境づくりです。

悲しいときには泣くのを我慢しなくていいと思いますが、取り乱して号泣したりしてご家族を驚かせないように配慮するのは大切です。

自分の中の「悲しい」という感情は大切にしたままで、看護師としてできることを忘れずに手を動かしましょう。

そして、看護師の中には、人が亡くなったとき素直に感情を爆発させる人もいれば、表に出さない人もいます。いつもと変わらない様子で仕事をしているように見えても、心の中では泣いているかもしれません。

身の周りで患者さんが亡くなったとき、同僚の悲しみに気づいたらそっと声をかけて、スタッフ間で思いを共有するのもいいと思います。

完璧な人なんていない。
失敗して、責任を感じながら、
ちょっとずつ上手になる。

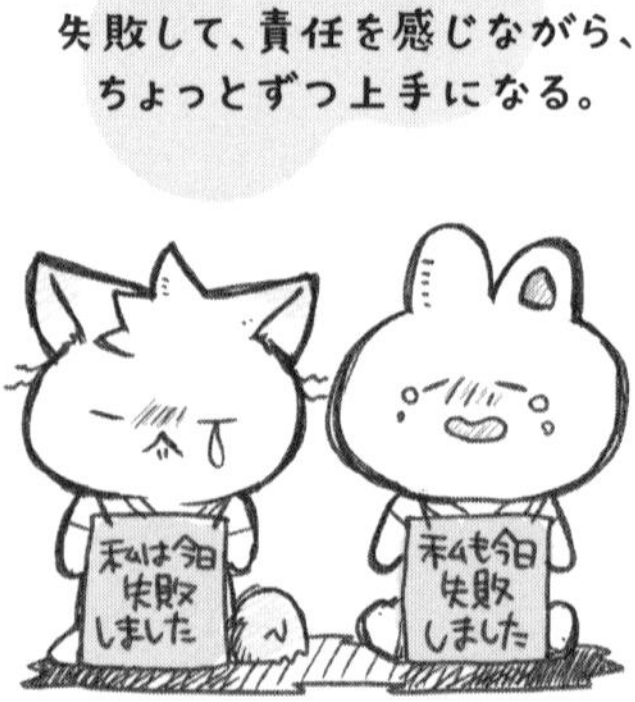
私は今日
失敗
しました
私も今日
失敗
しました

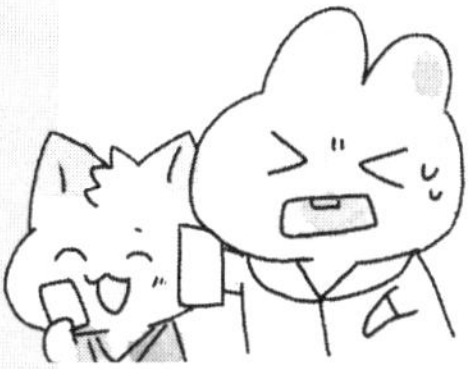
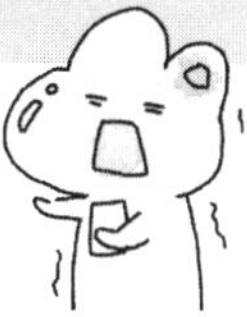
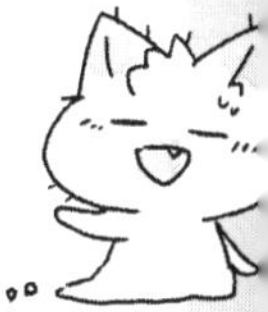
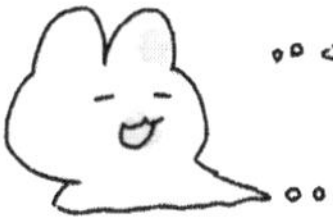

第2章

働き方の悩み

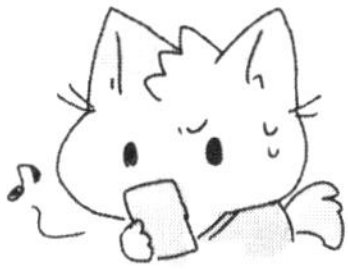
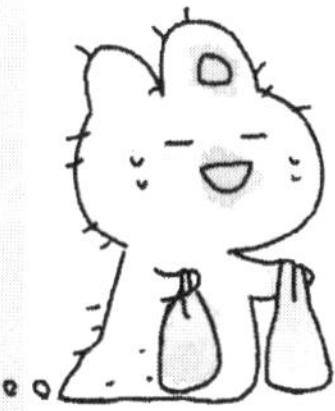
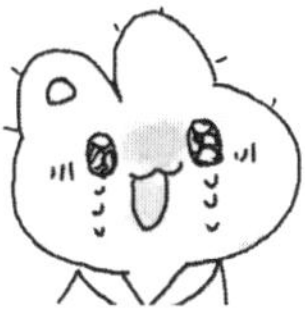
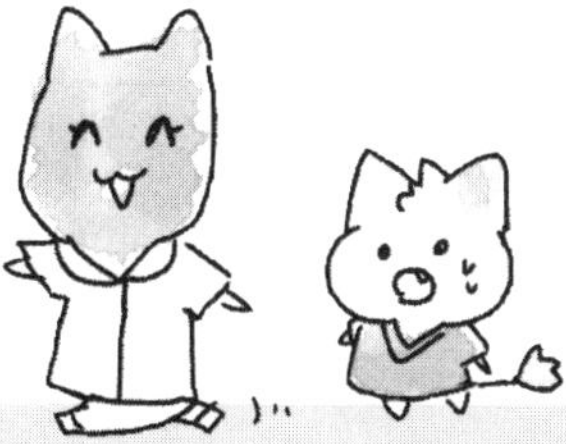

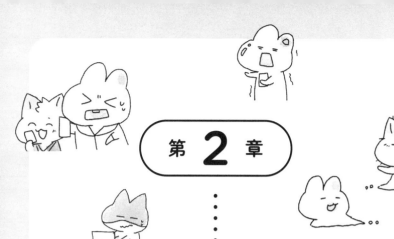

仕事と勉強を両立できない

お悩み 14

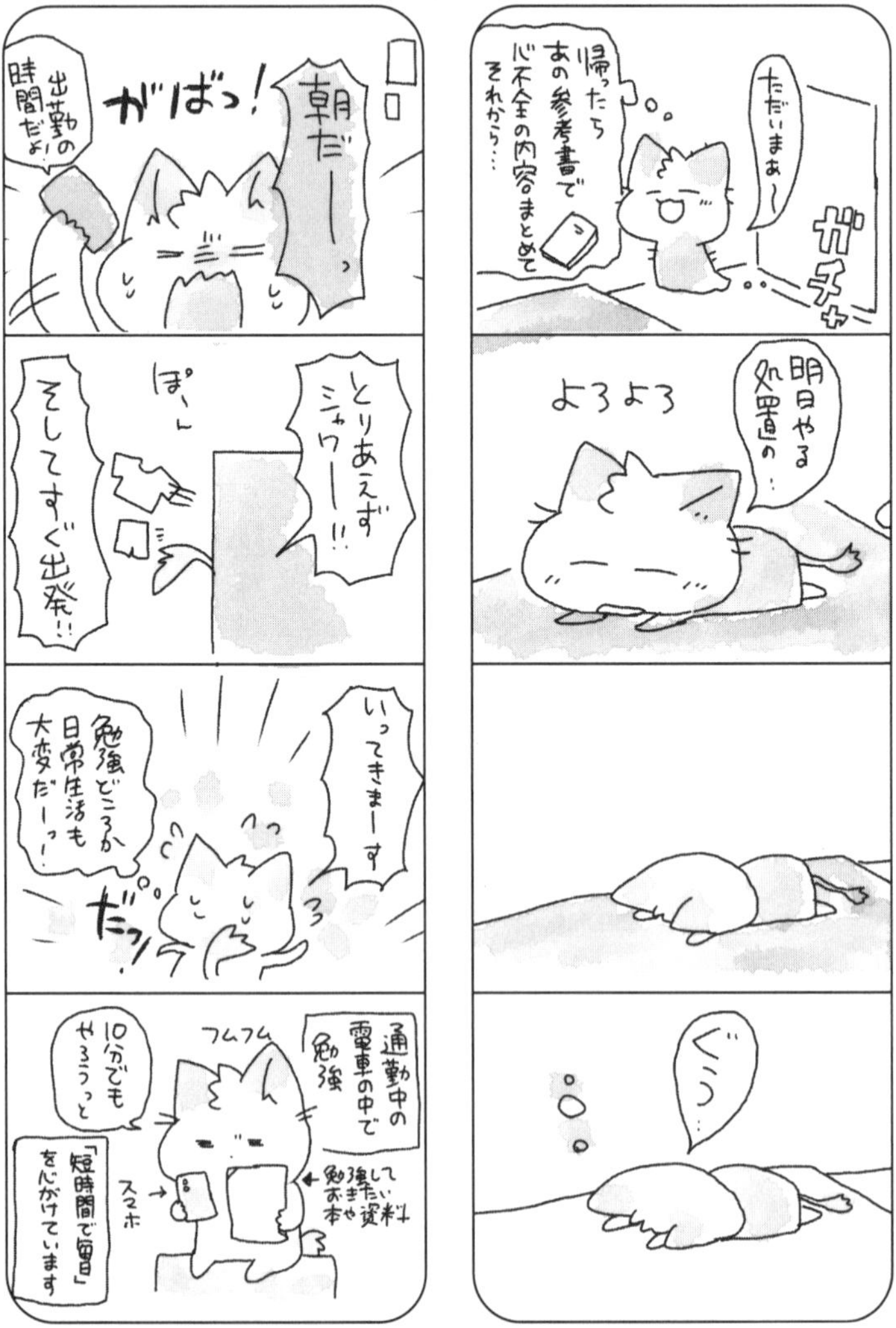

がばっ!
朝だー!
出勤の時間だよ!
とりあえずシャワー!!
ぽーん
そしてすぐ出発!!
いってきまーす
ダッ!
勉強どころか日常生活も大変だーっ!
通勤中の電車の中で勉強
フムフム
10分でもやろうっと
勉強しておきたい本や資料
スマホ
「短時間で習」を心がけています
ガチャ
ただいまぁ〜
帰ったらあの参考書で心不全の内容まとめてそれから…
よろよろ
明日やる処置の…
ぐぅ…

勉強内容は仕事中に頭に入れる

仕事をしながら学ぶというのは難しいもので、国家試験対策と同じように勉強すると身と心が持ちません。医療という分野は日々進歩しているので、情報のアップデートが常に不可欠だからです。

私も就職してすぐは、ガツガツと休日に勉強していました。ですが、すぐにバテて勉強しなくなり「今日も勉強できなかった……」と落ち込む日々。先輩から教わったことを復習したかったのに……と思いながら寝落ちし、朝方に起きて慌ててシャワーを浴び、出勤するというループから抜け出せませんでした。

仕事をしながら勉強するコツをつかめるようになったのは、看護師になって2年目の頃でした。

勉強は「家に帰ってから机に向かってするもの」と考えていたり、「見やすいノートを作らないといけない」という意識が強かったりすると、勉強できない罪悪感に押しつぶされてしまいます。そんな人におすすめしたいのは、**日々の業務でわからなかった単語をその場でメモして、業務中のすきま時間で調べて記憶を定着させる**という方法。

たとえば、薬剤でわからないことがあればそのまま病棟にある薬剤の本で調べて、シーツ交換をしながら「さっき調べた薬剤は……」と頭の中で思い出す。頭にすべて入るわけではありませんが、時間を有効活用できるのでおすすめです。

まずは「15分勉強」からスタート

こちらはP.36でも紹介していますが、少ない時間でしばらく継続して徐々に時間を延ばしていく方法です。毎日少しでも何かをする、というのはなかなか難しいことですが、できるようになると大きな武器になります。

私は仕事が終わったあと、誰もいないカンファレンス室で15分くらい勉強してから帰っていました。疲れていて頭に入らないという人は、朝の移動時間や、休憩時間にスマホで資料を確認するという意識でもかまいません。

休むという選択肢を忘れない

ここまで仕事と勉強を両立するためのコツを伝えましたが、そもそも仕事はラクではありません。大変なこともたくさんあって、いつもどおりの休息では回復できないほど疲れていたら、勉強した内容なんて頭に入りません。2時間休む、と決めて思いっきりだらけたりしてもいいんです。

勉強しようという気持ちはとても素敵ですが、**自分という存在はそれ以上に大切**です。休んでもいい、という選択肢は常に頭のすみに置きながら、自分を追い込みすぎないように気をつけましょう。

夜勤のせいで生活リズムが崩れる

お悩み 15

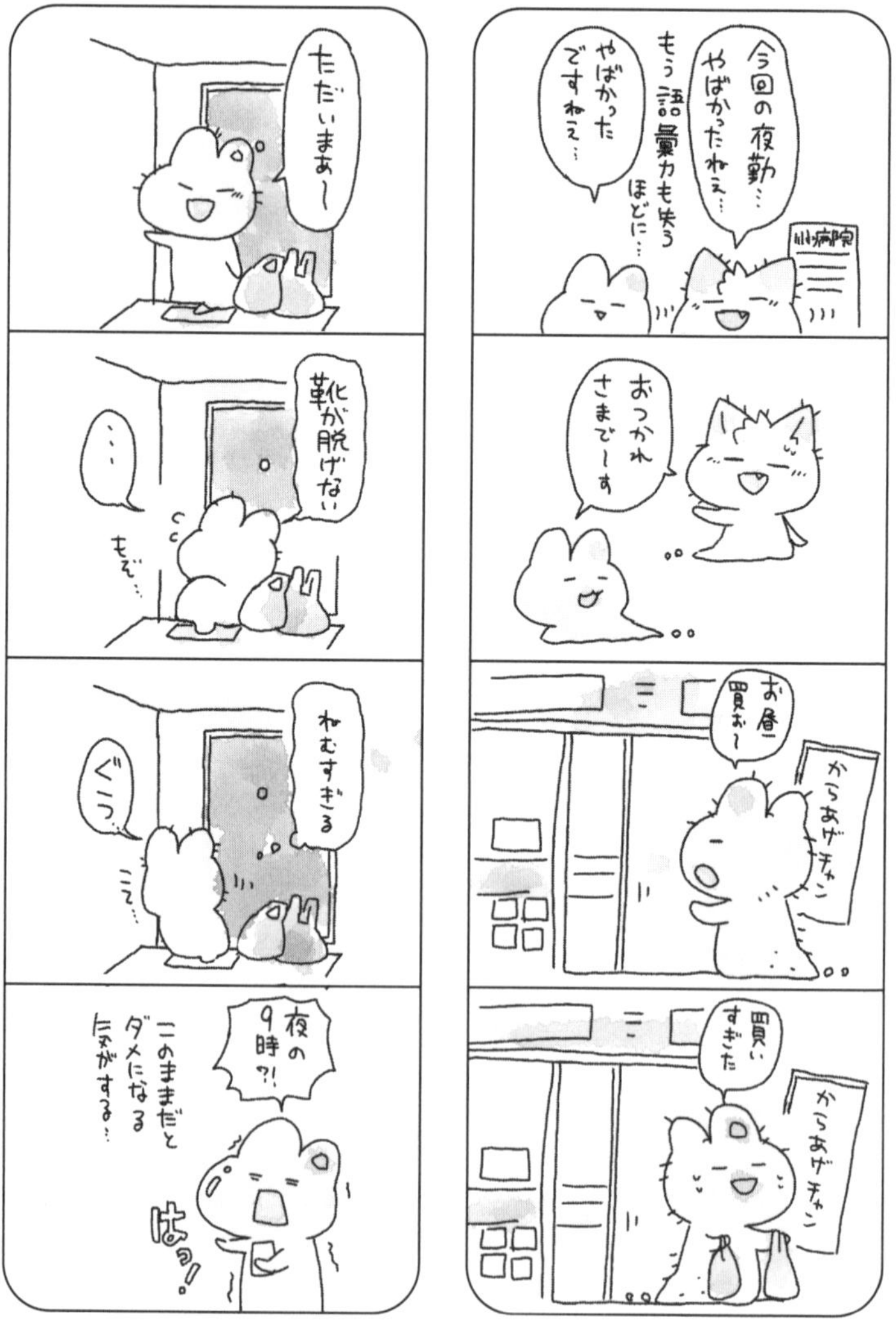
今回の夜勤…やばかったねぇ…
もう語彙力も失うほどに…
やばかったですねぇ…
おつかれさまでーす
お昼買お〜
からあげチャン
買いすぎた
からあげチャン
ただいまあ〜
靴が脱げない
…
もぞ…
ねむすぎる
ぐぅ…
夜の9時?!
このままだとダメになる気がする…
はっ!

夜勤ってどんなもの？

看護師の仕事で大変なもののひとつが「夜勤」。私も夜勤が嫌でたまらないというタイプです。なかには「患者さんが寝ている夜勤のほうがやることが少ないから好き」「夜勤手当が付くから夜勤に入りたい」という看護師もいますが、多くの看護師は夜勤で生活リズムが崩れてしまい、頭を悩ませていることでしょう。

通常、**看護師の勤務形態は2交代と3交代の2種類**があります。2交代は24時間の勤務時間を「日勤」と「夜勤」の2つに分けています。朝から夕方までの日勤に比べて、夕方から翌朝までの夜勤のほうが長時間勤務になるのが特徴です。3交代は24時間を3つに分けて、それぞれを「日勤」「準夜勤」「深夜勤」と呼んだりします。

2交代の夜勤の場合、2時間休憩を挟んで16時間勤務が基本。16時間という長時間もキツいのですが、夜中に2時間だけ睡眠をとるのもそれはそれでキツかったりします。なので、夜勤の前に寝溜めをしていくか、夜勤が終わった朝9時から寝るか。いずれにせよ、生活リズムはめちゃくちゃです。

夜勤を終えて寝ようと思っても、朝の日差しは眩しいし、通勤の車の音や隣室の生活音も聞こえてくるし、なかなか寝る態勢に入れない。ようやく眠れそうだなと思ったら1時間しか眠れず、次の出勤時間になってしまう……ということも少なくありません。

夜勤のない場所で働くのもアリ

夜勤を体験できる実習もありますが、1日と短いのでそれだけで感覚をつかむのは難しいかもしれません。夜勤がどうしても合わない人は、**外来や日勤のみなど夜勤がない条件の病院を探してみる**のもよいと思います。

こんな感じです！ もっと教えて！ Q&A

かげさんの夜勤の過ごし方を具体的に知りたいです。

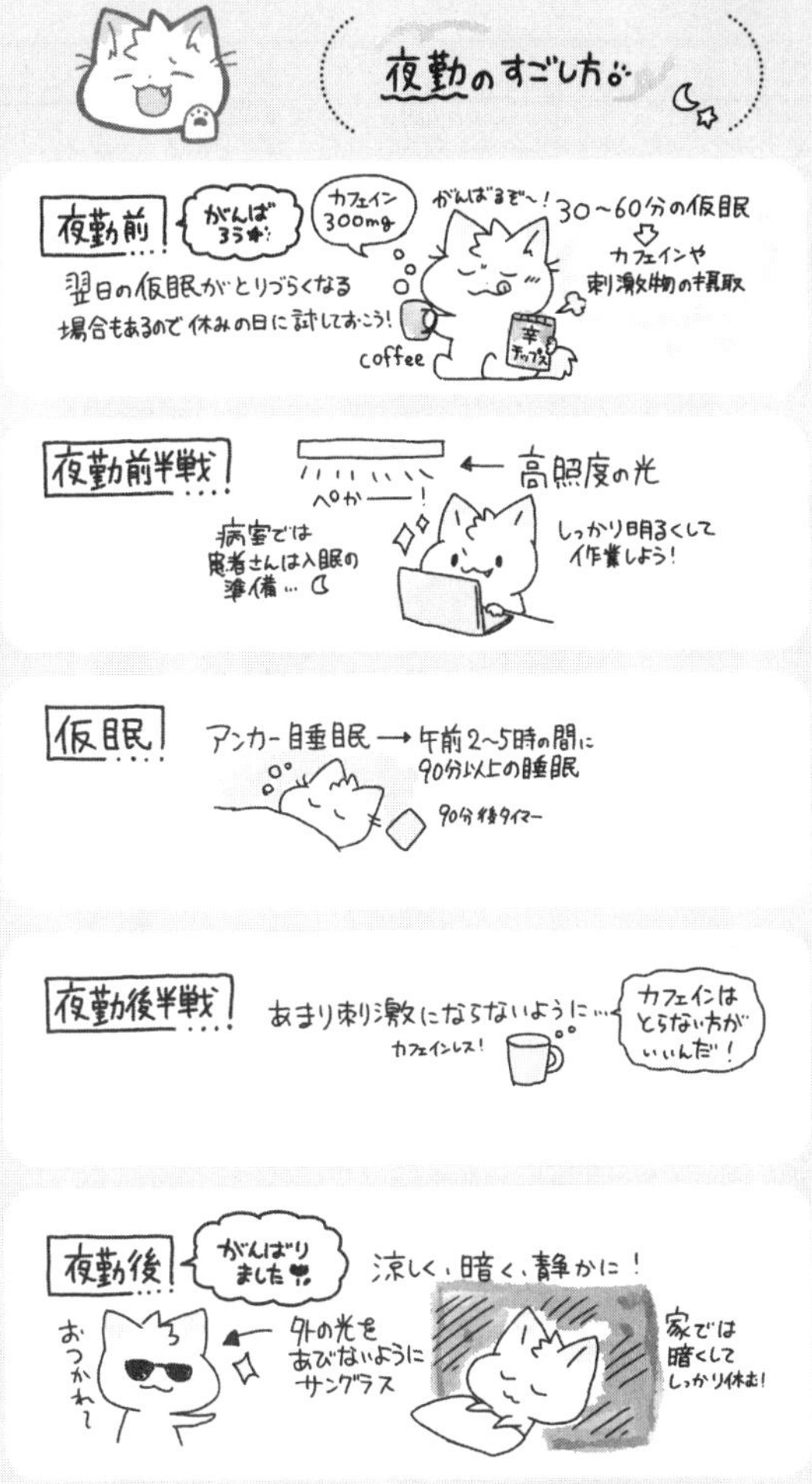
夜勤のすごし方
夜勤前
がんばろう
カフェイン300mg
がんばるぞ〜！
30〜60分の仮眠
カフェインや刺激物の摂取
翌日の仮眠がとりづらくなる場合もあるので休みの日に試しておこう！
coffee
辛チップス
夜勤前半戦
高照度の光
ペか──！
病室では患者さんは入眠の準備…
しっかり明るくして作業しよう！
仮眠
アンカー睡眠 → 午前2〜5時の間に90分以上の睡眠
90分後タイマー
夜勤後半戦
あまり刺激にならないように…
カフェインレス！
カフェインはとらない方がいいんだ！
夜勤後
がんばりました
涼しく、暗く、静かに！
おつかれ〜
外の光をあびないようにサングラス
家では暗くしてしっかり休む！

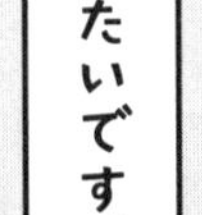

参考：『夜の勤務のサバイバル』（メディカル・サイエンス・インターナショナル）

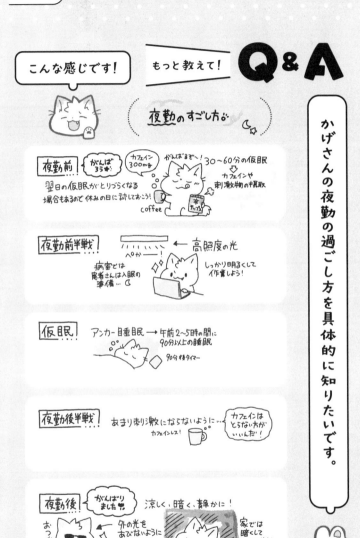

的確なアセスメントができない

お悩み
16

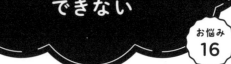

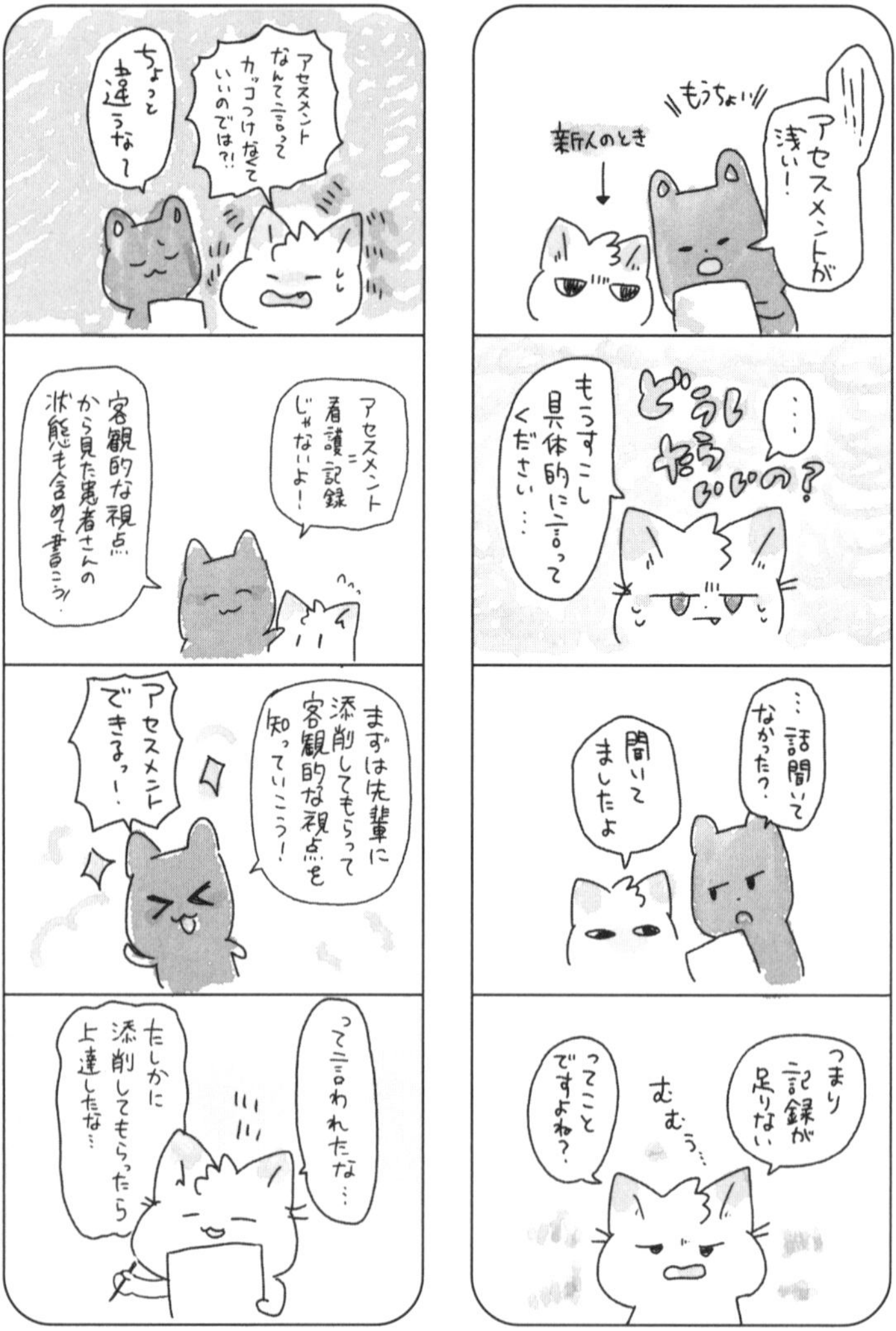
アセスメントが浅い！
もうちょい
新人のとき
…
もうすこし具体的に言ってください…
どうしたらいいの？
…話聞いてなかったの？
聞いてましたよ
つまり記録が足りないってことですよね？
むむう…
アセスメントなんて言ってカッコつけなくていいのでは？！
ちょっと違うなー
アセスメント＝看護記録じゃないよ！
客観的な視点から見た患者さんの状態も含めて書こう！
まずは先輩に添削してもらって客観的な視点を知っていこう！
アセスメントできるっ！
って言われたな…
たしかに添削してもらったら上達したな…

アセスメント＝看護記録なのか？

学生のときは、慣れない実習に疲れながらも一生懸命書いた記録。看護師になって、先輩に「確認してください」とおそるおそる声をかけながら見せた記録。「がんばったね、ここがいいね」とほめられることもあれば、「アセスメントが浅い」と言われることも……。何が足りていないのか、そしてどんなふうに修正したらいいのかもわからず、私も途方に暮れることがありました。

看護でのアセスメントは「看護記録」を意味することがほとんどです。看護記録はおおまかに「患者さんの情報（客観的情報・主観的情報）」→「分析」→「看護計画の立案」→「患者さんへ実践」→「看護計画の評価・修正」の流れをたどります。では、「アセスメントが浅い」とは単に「看護記録の書き込み量が少ない」ということなのでしょうか？

この誤解を解くために、私が新人のときに先輩と交わした会話を紹介します。

あちらの患者さんが、リハビリ後に「痛い」とおっしゃっていたので、足に湿布を貼ろうと思います。

うーん。ちょっとアセスメントが浅い。

アセスメントは記録の意味で使われることが多いと説明しましたが、この場面では記録は書いていません。その後、先輩は、

患者さんは腹部の手術後だったよね。だとしたら痛くなるのは足ではなく、創*部という可能性は考えた？　その場合は、湿布ではなくて鎮痛剤の内服がいいんじゃない？

＊手術でできた創（きず）のこと

という言葉を続けました。つまり先輩は、アセスメントの本来の意味である**「患者さんの状態の客観的評価」**ができていないと指摘していたのです。もとをたどると、英語のアセスメント（assessment）も、「客観的に評価・査定する」ということを意味しています。

日々の報告にもアセスメントの視点を

重要なのは記録の量ではなく、**「アセスメントという視点」を持つこと。**

たとえば、先ほどの湿布の事例であれば、「リハビリをしたときに『痛い』とおっしゃっていたので、歩くことによって足が痛くなると考え、足に湿布を貼ったほうがいいと判断しました」などのように、**主観と客観を分けて説明する**ことが大切になります。

ナースコールが鳴りやまなくてパニック

お悩み 17

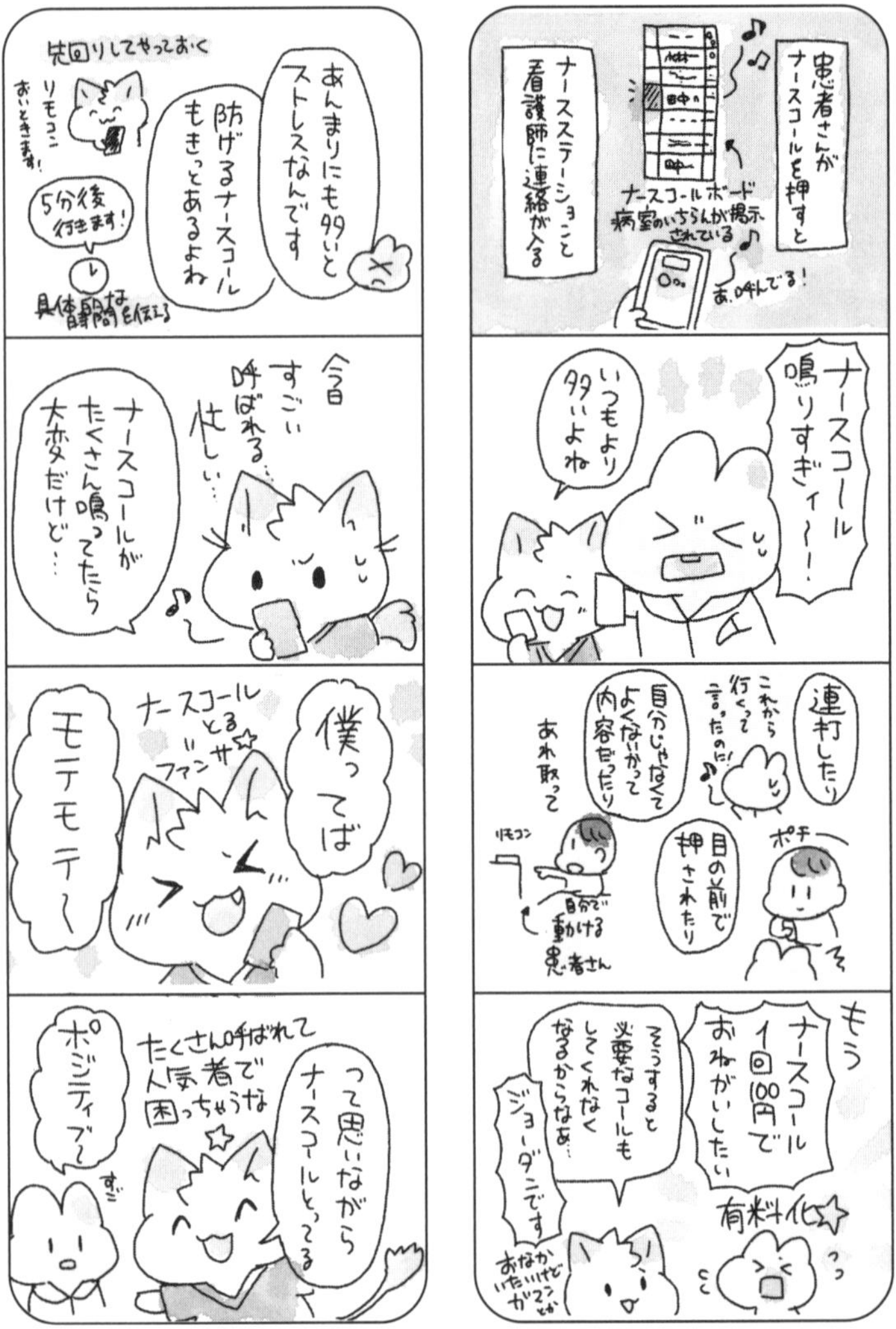

実例別の対処法で学んでみよう

ナースコールが鳴りやまないと、ちょっとしたパニックになってしまいますよね。対処法は状況によって変わるので、参考として私が今まで経験した患者さんの訴えを紹介します。

❶「え、何?」

手が当たったとかで間違えてボタンを押しちゃったパターン。この場合は、ナースコールを**「手は届くけど間違えて押さない位置」**に移動しました。布団にまぎれたナースコールをテーブルの上に戻すなどの工夫が必要です。

❷「寂しい」

小児科で小さい子に言われることがあります。「そうだよね~寂しいよね~!」

とほっこり。「15分後にまた来ますね」と具体的な時間を伝えると、安心したようでした。また、**夜ならば睡眠がとれるように、昼ならば活動量を増やしてストレスが軽減するように介入しました。**

③「リモコンとって」

自宅で家族に言われたら「自分でとりなさーい！」と言いたくなりますが、病院では無理に手を伸ばしてとろうとしてベッドから落ちる……なんてこともあります。そのときは、よくテレビを見る患者さんだったので、**環境整備を行った際にナースコールとともにリモコンの位置を手の届く位置にしました。**そのほかに、ティッシュやメガネなども先回りして並べておきました。

④「今テレビでかげさんが好きなドラマやってるよ」

私たちにとって病室は職場ですが、患者さんにとっては治療の場とともに生活の場でもあります。何気ない会話を覚えてくれているのはありがたいので「ありがとうございます！　今はやることがあるのであとで感想を教えてください」などのように、**お礼とこちらの事情を伝えました。**

5 「電話のかけ方を教えてほしい」

患者さんの家族が連絡手段としてスマートフォンを持たせていくものの、本人は普段使っていないからわからないパターン。入院前に使い方をマスターしてくれるとありがたいですが、急な入院の際にはこういったことがよく起こります。私の場合は、**説明しながら紙に手順を書き出して床頭台《しょうとうだい》に置いたりしました。**

ナースコールは患者さんにとって、入院というイレギュラーな状況下での大切な安心要素。その安心感は保ったままで、自分が働きやすくなる工夫を考えてみましょう。

忙しすぎて理想の看護ができない

お悩み 18

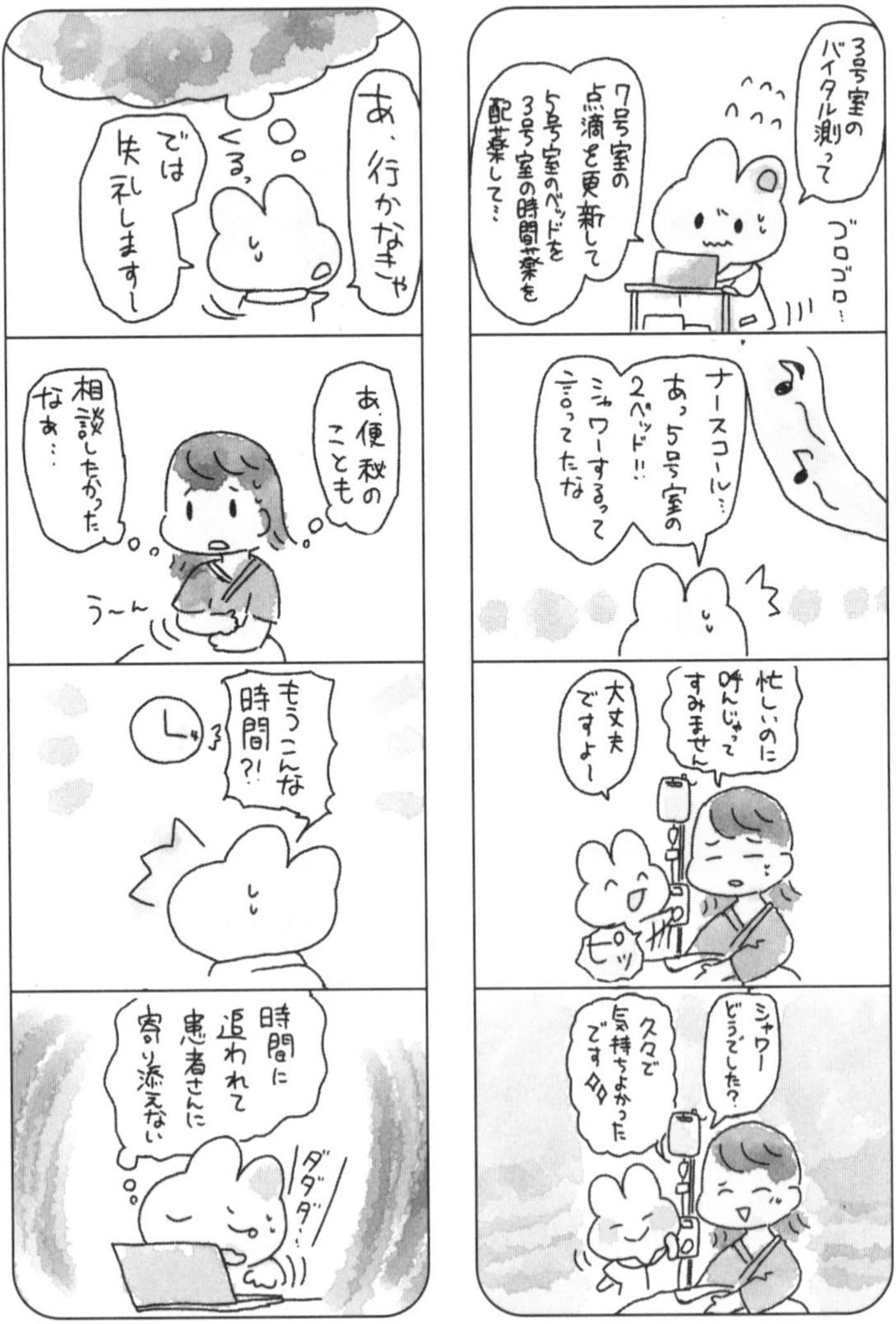

3号室のバイタル測って
7号室の点滴を更新して 5号室のベッドを 3号室の時間薬を配薬して…
ゴロゴロ…
ナースコール…
あっ 5号室の2ベッド!! シャワーするって言ってたな
忙しいのに呼んじゃってすみません
大丈夫ですよー
ピッ
シャワーどうでした?
久々で気持ちよかったです
あ、行かなきゃ
くるっ
では失礼しまーす
あ、便秘のことも
相談したかったなぁ…
う〜ん
もうこんな時間?!
時間に追われて患者さんに寄り添えない
ダダダ…

労働環境の厳しさは組織の問題

理想の看護師像を持って看護師になった人は、忙しすぎて患者さんに寄り添えていない自分の姿にショックを受けることもあるかもしれません。

私の場合は、理想の看護師像も自分に対しての期待も特になく看護師になったので、「苦手なわりによくやっているな～自分」と思っていたくらいなのですが、この問題に悩む人の気持ちも理解できます。

看護師として働いていると、労働環境の厳しさを嘆きたくなるときはどうしてもあります。特に人員配置については、**個人にどうにかできることではない組織の問題**。病院の上の人たちが現場の厳しさを理解しているか、現場から問いかける姿勢は常に持っていていいと思います。病院側は「人員が少なくても事故が起きなければいい」という考え方ではなく、普段から余裕のある人員配置をしておくべきなのです。

この問題があまりにも深刻な環境にいる場合は、最悪、異動や転職などで環境を変えることを視野に入れてもいいかもしれません。

看護師個人ができることは何か

とはいえ、今の環境でしばらくはがんばりたい、という場合。現場から人員配置の改善希望を上に伝えることはできても、すぐに人員が増えることは現実的にはそうそうありません。

そんな中で、現場で働く私たちが「余裕」を生むためにはどうしたらいいのか。

新人看護師の余裕を奪っているのは主に「慣れていないこと」と「知らないこと」です。慣れていないことは経験を積まないかぎり慣れていかないので、ひたすら場数を踏んでいくしかありません。

では「知らないこと」はどうでしょうか。実は、学生時代嫌々やっていた**勉強は「知らないこと」を減らす最強の武器**です。勉強をするのもラクではありませんが、余裕がないまま働いて落ち込みつづけるよりは、ずっとコストパフォーマンスがいい気がしませんか?

たとえば、勉強をして知識を身につけると、治療内容を聞いただけで使う薬剤や点滴の時間などの予測ができるようになり、自然と作業スピードが上がっていきます。

「余裕のある人員配置を」と訴えるのと同時に、**看護師一人一人が自分自身の余裕を生むために知識や経験を増やす**。それを続けていくことで、理想としていた自分の姿にも近づき、ひいては患者さんにとって質の高いケアを提供することにもつながると私は思います。

仕事にやりがいを見つけられない

お悩み 19

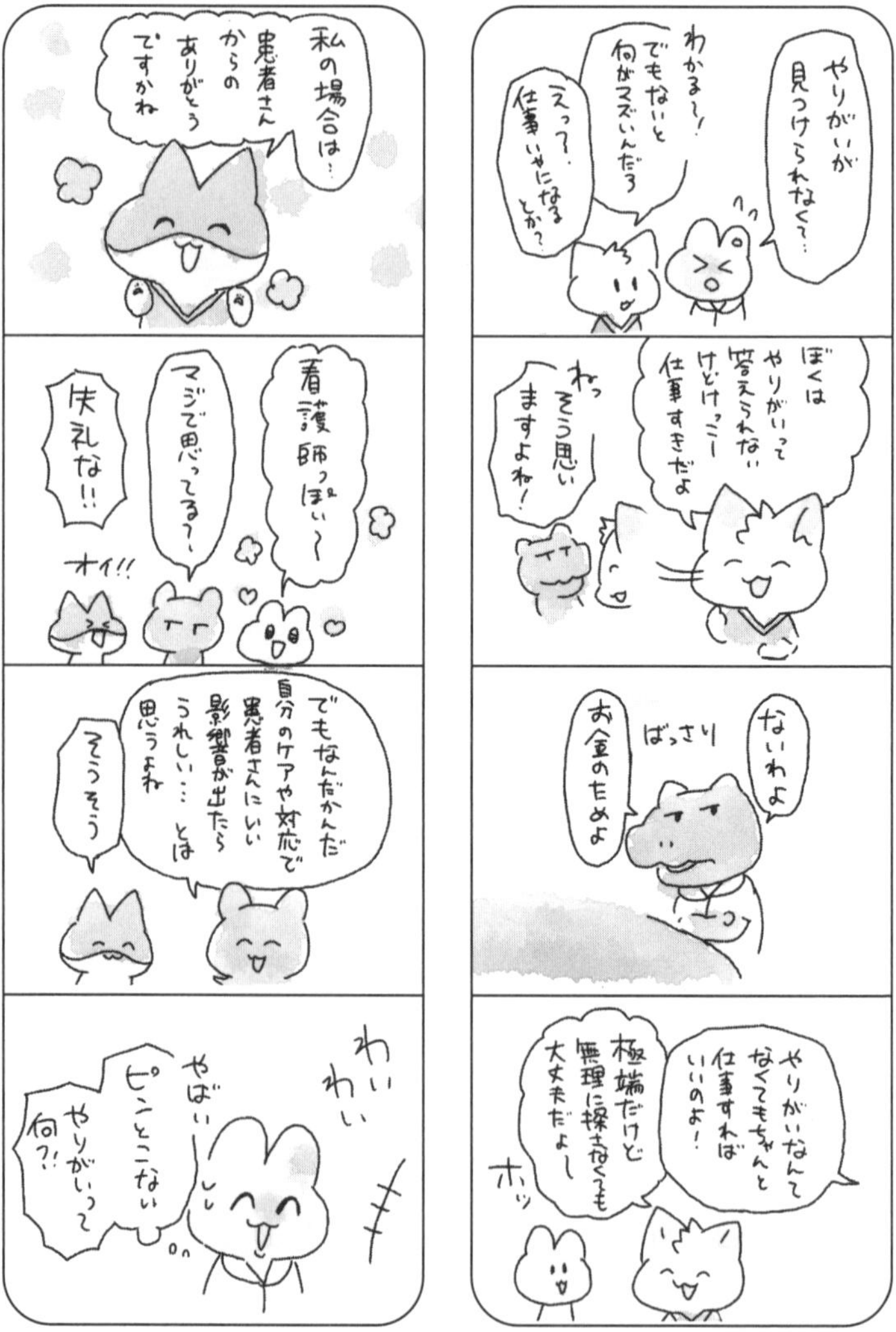
やりがいが見つけられなくて…
わかる〜！でもないと何がマズいんだろ
えっ？仕事いやになるとか？
ぼくはやりがいって答えられないけどけっこー仕事すきだよ
わっそう思いますよね！
ないわよ
ばっさり
お金のためよ
やりがいなんてなくてもちゃんと仕事すればいいのよ！
極端だけど無理に探さなくても大丈夫だよ
ホッ
私の場合は…患者さんからのありがとうですかね
看護師っぽい〜
マジで思ってる？〜
失礼な!!
オイ!!
でもなんだかんだ自分のケアや対応で患者さんにいい影響が出たらうれしい…とは思うよね
そうそう
わいわい
やばいピンとこない
やりがいって何？！

そもそも仕事にやりがいは必要なのか？

「やりがいを見つけられない」という悩みもよく聞きますが、**私も仕事のやりがいをはっきりと言語化するのは難しい**です。それでも仕事は好きですし、これからも続けたいと思っています。

右ページのマンガで描いたように、仕事にやりがいを求めず「お金を稼げればいい」「やりがいがなくても働ける」と割り切っている人もいます。働く理由は人それぞれですし、仕事のやりがいは無理に探すものでもないのかもしれません。

強いて言えば、私の場合は仕事以外のことに「やりがい」を感じています。それは、休みの日に学生時代の友だちと会ったり、趣味のゲームを楽しんだりすること。プライベートで様々なコミュニティを作っておくと、仕事の息抜きにもなりますし、仕事をがんばる活力にもなります。

仕事中の小さな幸せを積み重ねる

私は、理想や憧れを持って看護師になったわけではないのですが、それでもリハビリをして少しずつ回復していく患者さんを見たときなどは「あぁ、看護師をやっててよかったな」と感じることがあります。

先輩から「あのときの動き、よかったね」とほめられて、**「またがんばろう」**と思ったり、後輩の指導中に**「こんなふうに教えたらわかりやすいんだな」**と達成感を感じたり。プライベートで息抜きをして余裕が生まれると、仕事でもささやかな幸せを見つけられるようになっていったのです。

想像していたような華やかな成果ややりがいが見つけられなくても、働いているうちに少しずつ実感できる喜びもあるのかもしれません。

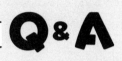

もっと教えて！ Q&A

働いていても、なんだか自分の身になっていないように感じます。

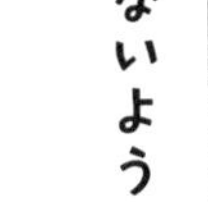

同じ仕事をしていても「成り行き」でやらないようにすると、感じ方が変わるかもしれません。

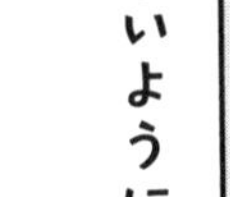

仕事をある程度こなせるようになると、「終わらせる」ことだけを考えて作業をするようになることもあります。淡々と仕事をこなすのは悪いことではないですが、自分がそれに手ごたえを感じていないのであれば、達成感を得るためにはどうすればいいかを考えてみましょう。

たとえば、同じ仕事をする場合でも、なんとなく成り行きでやるのではなく、「今日は○○に挑戦してみよう」「この前より上手に○○をできるようになろう」などと小さく目標を定めて達成していく、というのもひとつの手です。

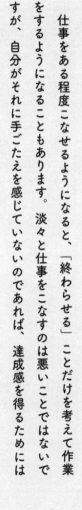

看護研究や課題に追われてしまう

お悩み 20

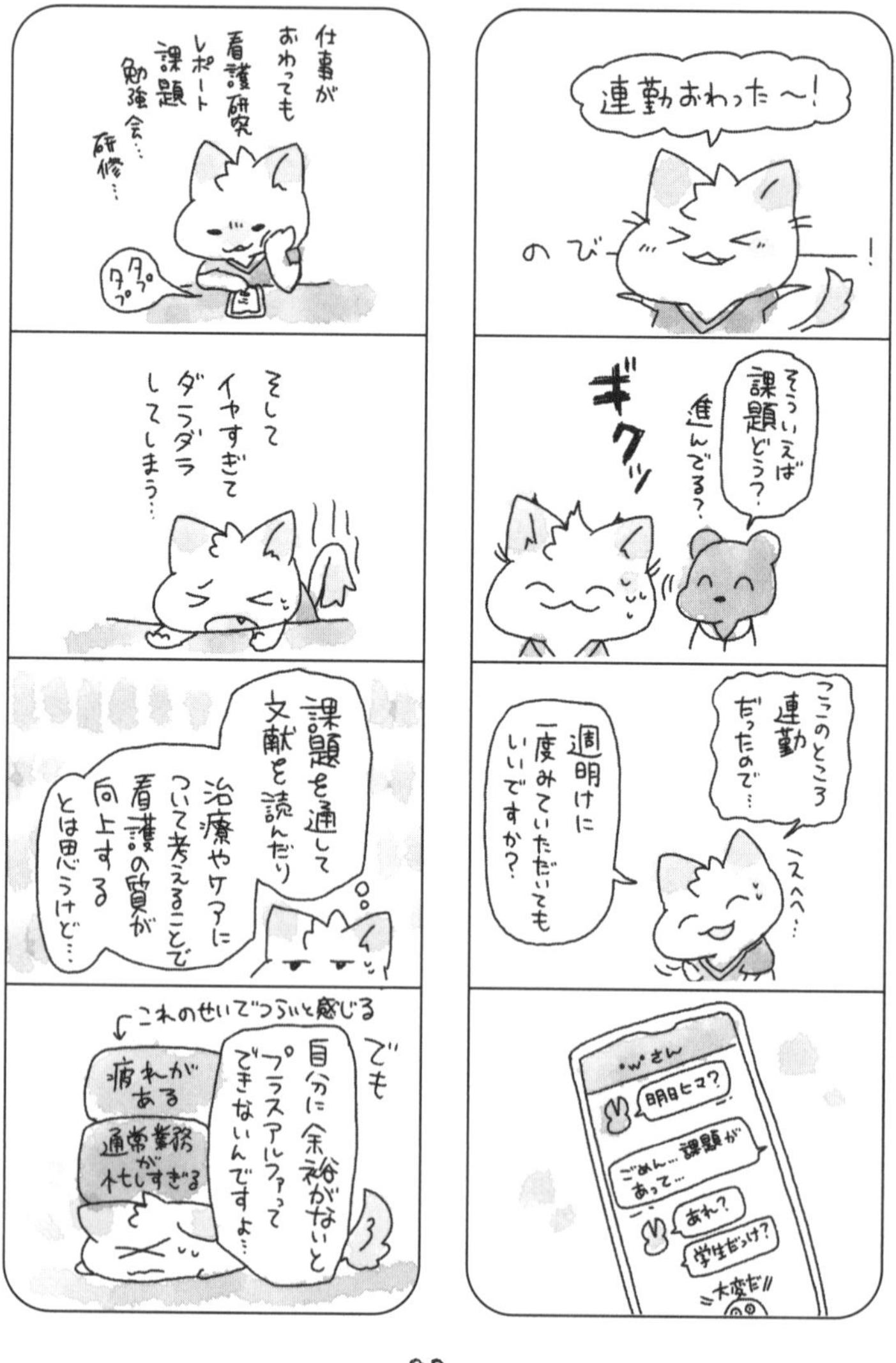
連勤おわった〜！
のび〜〜！
ギクッ
そういえば課題どう？進んでる？
ここのところ連勤だったので…
週明けに一度みていただいてもいいですか？
へへへ…
・w・さん
明日ヒマ？
ごめん…課題があって…
あれ？
学生だっけ？
大変だ〃
仕事がおわっても 看護研究 レポート 課題 勉強会… 研修…
タプタプ
そしてイヤすぎてダラダラしてしまう…
課題を通して文献を読んだり治療やケアについて考えることで看護の質が向上するとは思うけど…
でも自分に余裕がないとプラスアルファってできないんですよ…
これのせいでつらいと感じる
疲れがある
通常業務が忙しすぎる

どうせなら「興味のある分野」を

「看護研究」は、簡単にいえば看護の質を向上させるための調査・研究のこと。病院によっては半強制的に取り入れているので、どうしてもやらされている感は強くなってしまいます。でも、どうせやらなければいけないのなら、少しでもモチベーションを持って取り組めたらいいですよね。

自分で研究する分野を選べる場合は、できるかぎり**自分の興味を大切にしてテーマを選んでみる**のはどうでしょう。

たとえば、受け持っている患者さんとのエピソードをきっかけに課題を選ぶのもよいと思います。今は退院してしまったけど、印象に残っている患者さんがいるのであれば、電子カルテなどをもとに研究を始めてもいいでしょう。また、先輩に相談するといくつかテーマを提案してくれることもあります。

仕事中のすきま時間を使って効率化

ただでさえ通常業務で疲れているのに、休みの日を課題にあててしまったら、身も心も休まりません。

私が新人のとき、この悩みを先輩に相談したところ、「私も大変だったから気持ちがわかるよ」と言って、私の仕事量を調整してくれました。先輩のおかげで、仕事中に空いた時間ができ、**仕事として課題を進められるようになった**のです。

私は主に、夜勤中に患者さんが入眠している時間帯に課題をこなしていました。限られた時間で集中できるので、自分のプライベートタイムを大きく削る必要もなくなりました。

研究をする、つまり看護の質を向上させることは仕事のうちです。困っている人は、職場の先輩に課題への取り組み方を相談すると、何か解決の糸口が見つかるかもしれません。

「リフレーミング」でポジティブに取り組む

リフレーミングとは、物事の枠組みを変え、違う視点から見ることを意味しています。

「なんで研究なんかやらなきゃいけないんだ……」というマイナスな視点を、**「研究で知識が深まったら普段の看護も上手にできるはず」**などと切り替えることで、悩みを成長のチャンスにすることもできます。

実際私も、たくさんの文献や資料を読んで考える力が身につき、普段の看護記録がスムーズに書けるようになりました。最初は難しいかもしれませんが、リフレーミングの視点を日頃から意識することで、自然とポジティブな思考が身についていくようになるので、ぜひトライしてみてください。

ERやICUでの業務に自信がない

お悩み
21

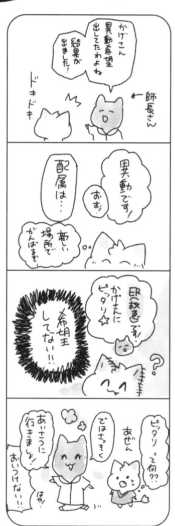

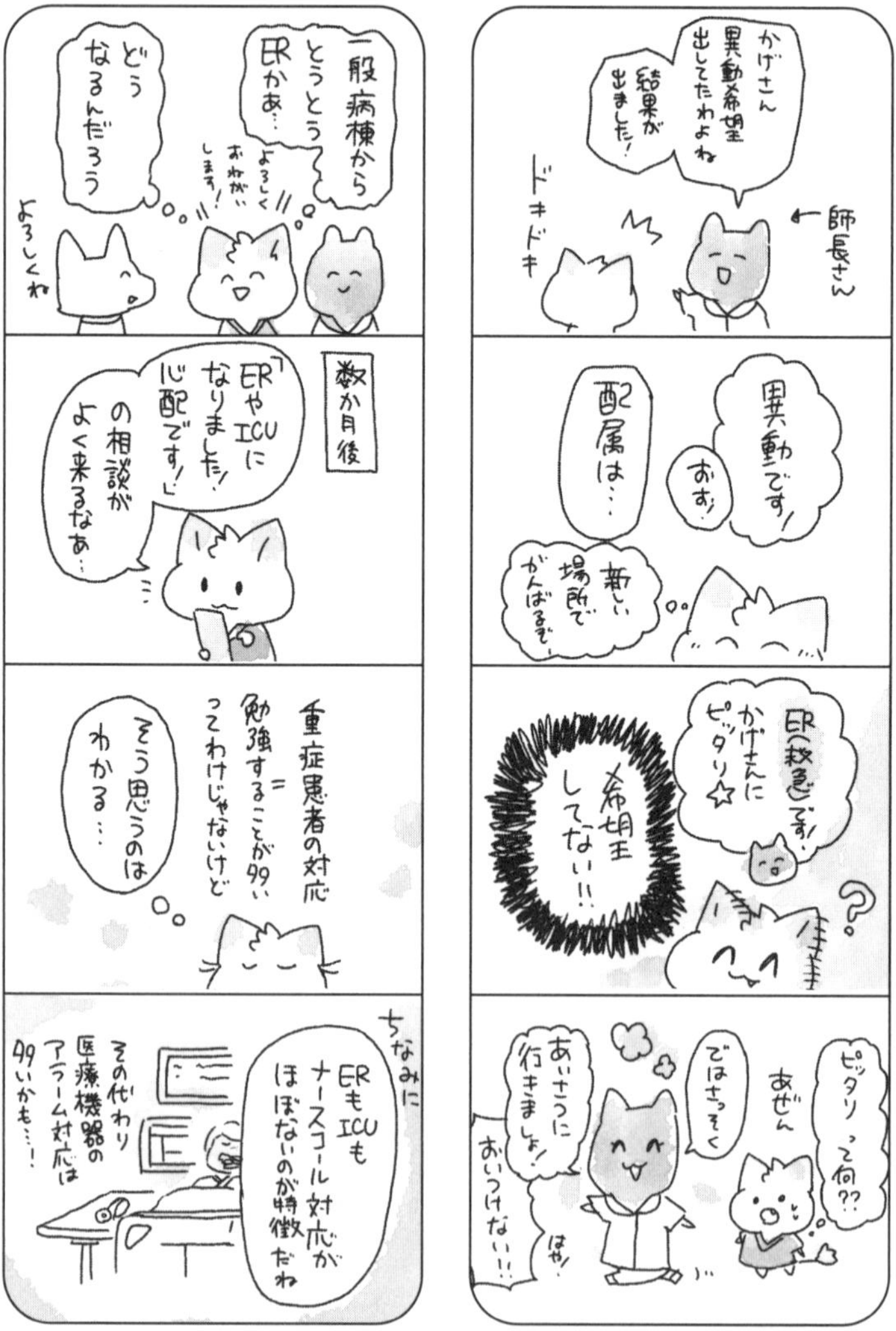

手厚い看護ができるチャンスでもある

ERやICUは、ME機器と呼ばれる医療機器を使うことが多いので、通常の看護とは違った専門的な知識も必要です。右ページのマンガで、医療機器のアラーム対応が多いと書いたのもこういう理由です。特に、人工呼吸器や人工心肺などを使用している**重篤な患者さんと向き合う機会が多くなります。**

このように書いてしまうと、「かなり勉強が必要なんだ」と思ってしまいますよね。私はERとICU、そして一般病棟も経験したことがありますが、結局どんなところで看護しても勉強は必要になるので、興味がある人はあまり尻込みせずに、飛び込んでみると意外となんとかなります。

私の場合だと、異動して半年経って物事の流れが見えるようになって、1年経って基本的な業務はひととおり自分でやれるようになりました。

とはいえ、経験がなく余裕がないうちは知識不足という状態は怖いですよね。気を張っていないと患者さんの変化が見つけられずに、もしかしたら亡くなってしまうのではないか、と不安になってしまうこともあると思います。

ここで、少し考え方を変えてみましょう。重篤な患者さんを担当する場合、看護師1人に対して患者さんが2人程度割り当てられます。対して、一般病棟では看護師1人に対して患者さんは7人程度です。

もちろん、どこで働いていてもていねいに教えてもらえるのがベストですが、比較的受け持つ患者さんの数が少ないほうが、先輩の指導が手厚く感じると思います。また、ERやICUではスピードを優先し、ナースステーションではなくその場で指導を受けられるので、どのように動けばいいかがイメージしやすい、というのも特徴です。

重篤な患者さんと接するのは緊張感も伴いますが、裏をかえせば**患者さんとそ**

れだけしっかり向き合えるということでもあるのです。

よくも悪くも勉強で埋められる

最初に書いたように、専門的な知識が必要になる分野ではあります。しかし、勉強の要素が多いということは、**自主学習で埋められる部分が多い**ということ。

一般病棟だと、患者さんとコミュニケーションをとるという部分で埋められる距離感がありますが、重篤な患者さんは意識がなかったり、人工呼吸器を使用していて話ができなかったりすることもあります。**コミュニケーションよりも先に、自分の知識が大切になる場合もある**ということです。

勉強は大変ではありますが、努力しただけきちんと前に進めるようになるというのは、やりがいも感じられるはずです。

辞めたいけど踏ん切りがつかない

お悩み 22

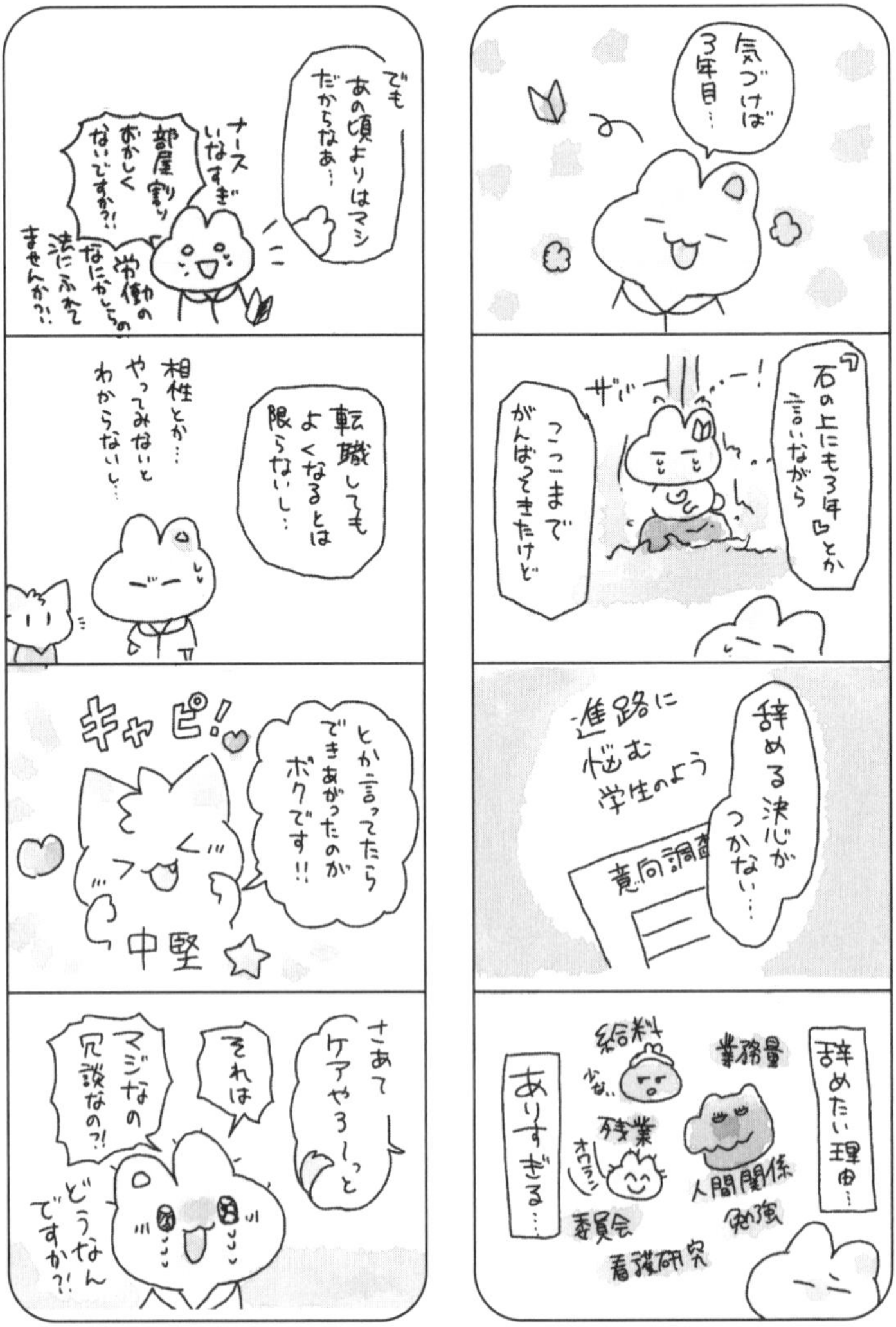
気づけば3年目…
『石の上にも3年』とか言いながら
ここまでがんばってきたけど
辞める決心がつかない…
進路に悩む学生のよう
意向調査
辞めたい理由…
ありすぎる…
給料
少ない
業務量
残業
人間関係
勉強
委員会
看護研究
でもあの頃よりはマシだからなあ…
ナースいなすぎ
部屋割りおかしくないですか?!
常勤のなにかしらの法にふれてませんか?!
転職してもよくなるとは限らないし…
相性とか…やってみないとわからないし…
とか言ってたらできあがったのがボクです!!
キャピ!
中堅
さあてケアやろ〜っと
それは
マジなの冗談なの?!
どうなんですか?!

人間関係を辞める理由にしないほうがいい

もっとスキルアップしたいとか、ほかにやりたいことが見つかったという明確な目的がないのであれば、辞めるという選択についてもう少し考えてみたほうがよいかもしれません。

よく聞く悩みとして「人間関係が悪いので辞めたい」というものが挙げられます。しかし、この人間関係の悩みを辞める理由にするのは避けたほうがいいと思っています。なぜかというと、**看護師という仕事は入れ替わりが激しい**ため、人間関係は時間経過で変わってしまうものだからです。

言い方をかえると「人間関係がいいから」というのも続ける理由にならないといえます。人間関係を除いて仕事を判断するのは難しいかもしれませんが、そのくらい流動的に変化するものなので、仕事そのものが自分に合っているのか、自分は何をつらいと思っているのかを考えてみましょう。

自分の優先したいものを明確にする

周りにいる人が転職してしまうと「私も転職したほうがいいのかな」と悩む人は少なくありません。しかし、そういう人に「転職して何がしたいの？」と聞いてみても、なかなか答えが出ないことが多く、**自分の中でも明確になっていないことがほとんど**です。

どんな人にとっても「すべてが自分に都合のいい職場」というのはなかなか見つからないものです。そんなとき、明確な指針を持って転職をしているかどうかが重要になります。

指針を持っていない人は、新しい職場で嫌なところが見つかると「なんとなく前の職場のほうがよかった気がする」と感じ始めます。実際私の同僚で、なんとなく転職して後悔している人もいました。

一方、指針を持っていると「ここは少し嫌だけど、前の職場よりこの点がすぐれているからOK」と冷静に状況を判断できるようになります。

明確な指針がまだ定まっておらず、ぼんやりと「辞めたい」と思っているくらいであれば、まだ続けてみてもいいと私は思います。

続けているうちに新たな気づきを得られたり、転職への心の準備がきちんと整えられたりするかもしれません。

大切なのは、**他人の行動に自分の思考を引っ張られない**こと。心と体がきちんと整っていれば、続けるかどうかは自然と答えが出せるはずです。

新しい挑戦のために転職したい

お悩み 23

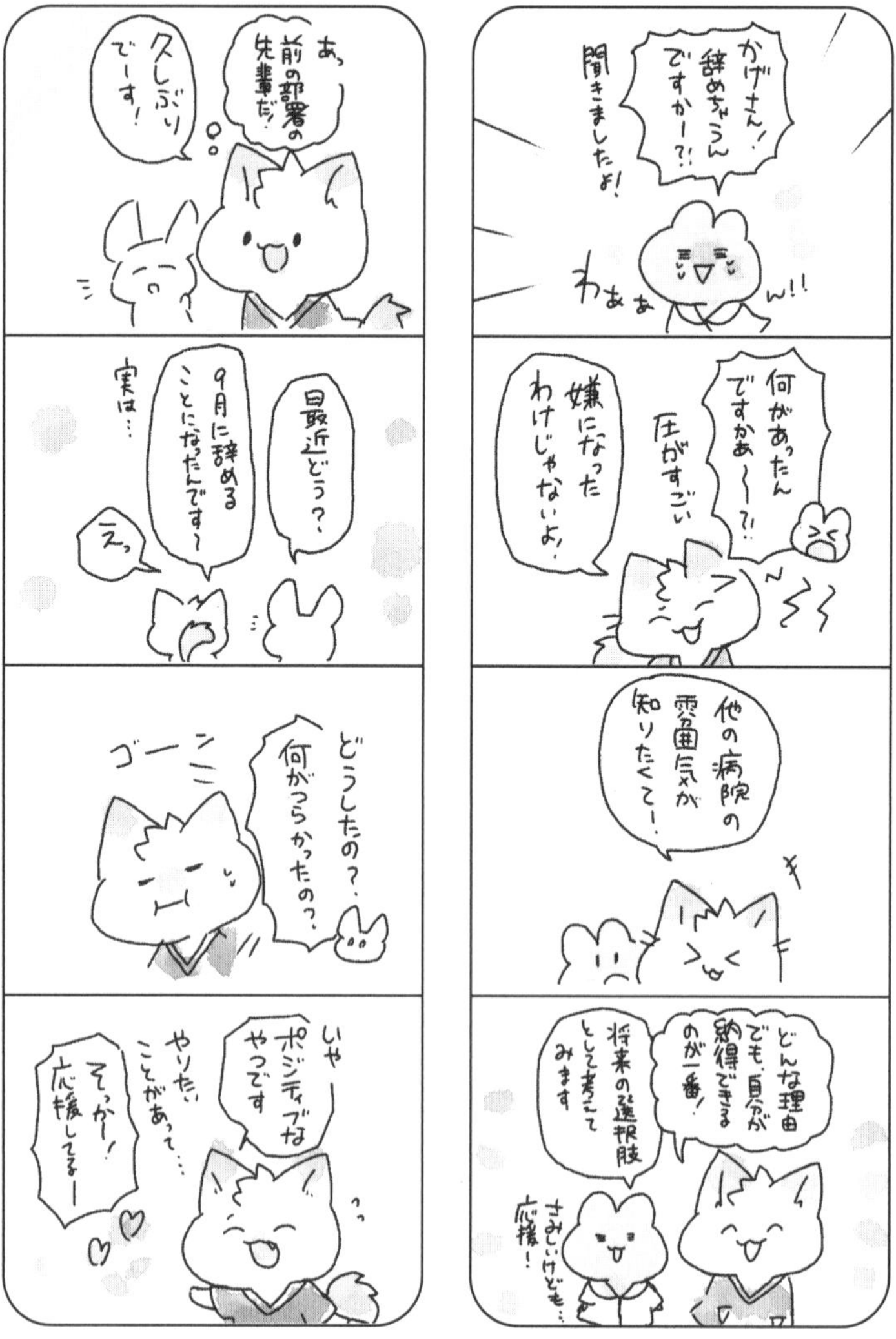

あっ前の部署の先輩だ！
久しぶりでーす！
最近どう？
実は…
9月に辞めることになったんです～
えっ
ゴーン
どうしたの？何がつらかったの？
いやポジティブなやつです
やりたいことがあって…
そっかー！応援してるー
かげさん！辞めちゃうんですかー？！
聞きましたよ！
わあぁぁん!!
何があったんですかぁ～？！
圧がすごい
嫌になったわけじゃないよ！
他の病院の雰囲気が知りたくて！
どんな理由でも、自分が納得できるのが一番！
将来の選択肢として考えてみます
さみしいけども…応援！

「ほかの病院の雰囲気を知りたい」で転職することも

転職の理由として多いのは「今の病院が忙しすぎる」とか「夜勤がつらい」などのネガティブなものですが、一方で「今とは違う分野で看護の仕事をしたい」とか「専門的な分野に進みたい」というポジティブな理由で転職する人もいます。

私の場合は、そこまで意識を高く持っていたわけではないのですが、ある日ふと**「ほかの病院の雰囲気も知りたい」**と思い、転職を決意しました。病院ごとに、ルールや考え方がどのように違うのかが気になったのです。

実際は、違う部分もあれば共通する部分もあり、それらを体感するのがとても面白く、転職してよかったなと思いました。

私の同僚の一人は**「専門看護師になりたい」**ということで、資格取得をサポートしてくれる規模の大きい病院へ転職していました。

「専門看護師」「認定看護師」とは？

ここで、**「看護のスペシャリスト」である専門看護師と認定看護師**について説明しておきましょう。

簡単に言えば、専門看護師とは「5年以上の実践経験と修士課程の修了を経て、専門看護師認定審査に合格することで取得できる資格」です。対して、認定看護師とは「同様の実践経験と日本看護協会が定めるカリキュラムの修了を経て、認定看護師認定審査に合格することで取得できる資格」。分野やケア対象などにも違いがあります。

どちらも取得の難度は高い資格ですが、前述したとおり病院によっては勉強のための時間を考慮してシフトを組んでくれることもあるので、興味がある人はぜひ詳しく調べてみてください。

「訪問看護師」とは？

また、最近じわじわと人気を集めている「訪問看護師」もここで紹介しておきましょう。訪問看護師とは、利用者さんのお宅へ訪問し医師の指導のもとケアを行う看護師のこと。患者さんの生活の場で一人一人に寄り添った看護ができることが特徴です。

一般病棟での基本的な看護技術が求められるため、病棟から訪問看護師へ転職するのが一般的です。こちらもステップアップのための転職のひとつといえるでしょう。

ほかにも、老人ホームやデイサービス、クリニックなど看護師の職場はいろいろとあります。病棟以外にも目を向けてみると、自分の新しい興味や目標を見つけられるかもしれません。

労働環境が厳しいので転職したい

お悩み 24

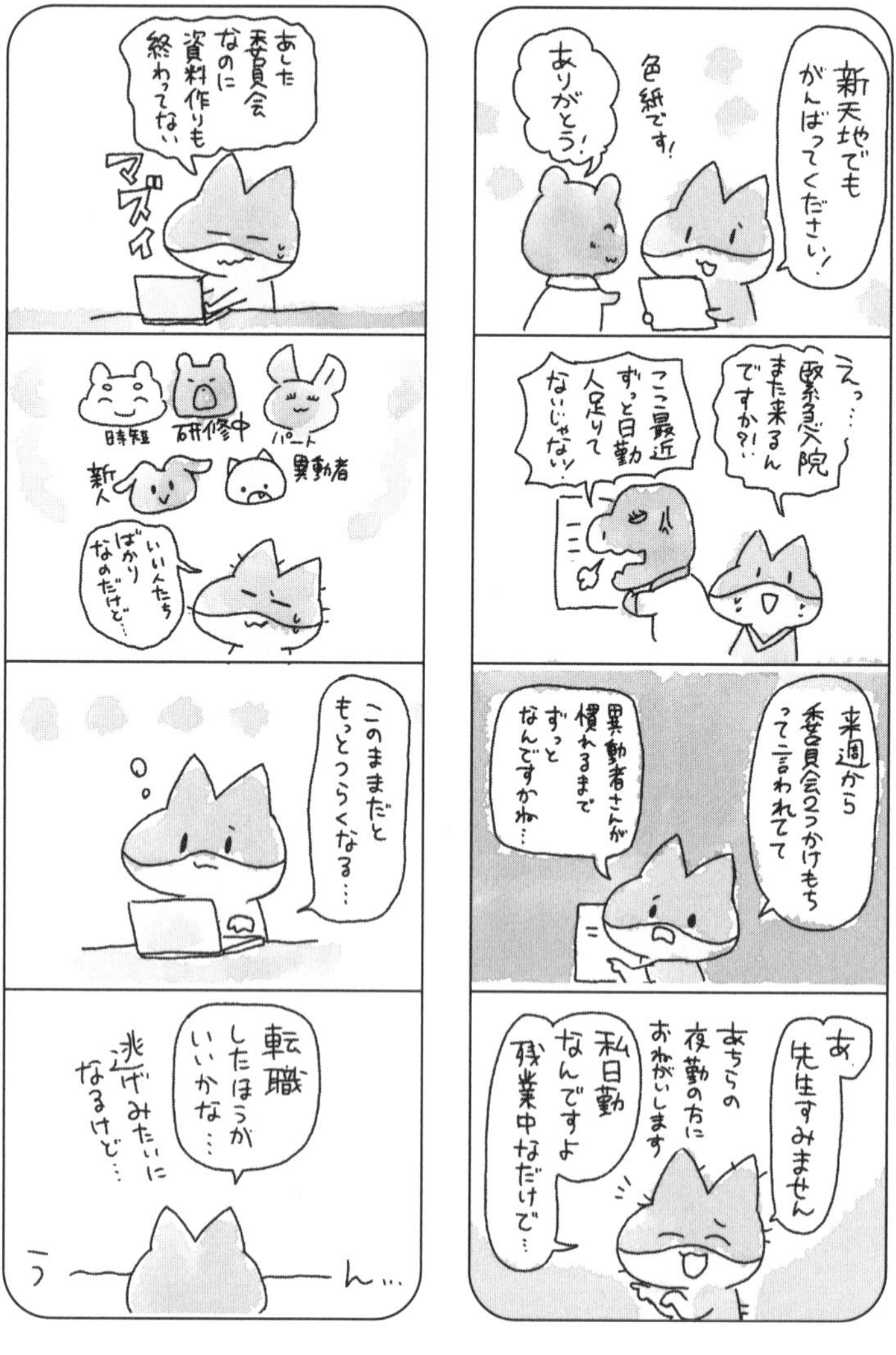
新天地でもがんばってください!
色紙です!
ありがとう!
えっ…緊急入院また来るんですか?!…
ここ最近ずっと日勤人足りてないじゃない!
来週から委員会2つかけもちって言われてて
異動者さんが慣れるまでずっとなんですかね…
あ、先生すみません
あちらの夜勤の方におねがいします
私日勤なんですよ残業中なだけで…
あした委員会なのに資料作りも終わってない
マズイ
時短
研修中
パート
新人
異動者
いい人たちばかりなのだけど…
このままだともっとつらくなる…
転職したほうがいいかな…
逃げみたいになるけど…
うーーーん…

「前のほうがよかった」と後悔しないために

「環境が厳しい」とひと口に言っても、様々なケースがあると思います。勤務時間や給料などの労働環境、職場での人間関係、あるいは「自分の希望とは違う科で働くことになった」というパターンもあります。

「ステップアップ」や「チャレンジ」といった前向きな言葉が似合わない、後ろ向きな理由で転職を考えている人は、もう少しだけ時間をかけて**「本当に病院を変える必要があるのか」**を考えてみてください。

自分の本心を見つめ直して「病院を変えなくても、病棟が変わるだけでもいいのかもしれない」と思うのであれば、今の職場に異動願を出せば解決するかもしれません。「あの先輩と一緒に働きたくない」というのが本心なのであれば、ほかの先輩や上司に相談することもできるでしょう。

私は転職反対派というわけではありません。事実、自分も転職を経験していますし、後悔はしていません。

ただ、**転職は異動に比べてかなり労力がかかります。**病院内のルールやシステムなども含め、一から新しい環境に飛び込むのは負担が大きいもの。ただでさえ疲弊している人が、もっと疲れてしまうことにもなりかねません。異動で解決できることであれば、なるべく異動から検討し始めることをおすすめします。

意外と「病院以外」の道もある

自分の悩みは、異動ではまったく解決しないという場合。たとえば、「誰かが苦しんでいるのを見たくない」「そもそも血が苦手」などの気持ちは、働き始めてから気づくことも多いものです。自分の心がけでどうにかできるものではないので、そういう場合は心身の健康を優先して職場を選びましょう。

転職先の候補は病院だけではありません。私の知り合いには看護師から製薬会社や医療機器メーカーに転職した人もいます。看護の仕事そのものがストレスになっているのなら、病院から離れてみるのもアリです。

未来の自分を想像してから行動しよう

異動するにせよ、転職するにせよ、**未来の自分の姿を想像するのは大切**です。給料や福利厚生などの待遇面の比較も重要ですが、「どういう自分になりたいか」「どういうことをしたいか」など、ライフプランを含めた展望にも思いを巡らせてみましょう。

転職をするときの注意点はP.120にもまとめてあるので、ぜひ参考にしてみてください。

病院や診療科選びに悩んでいる

お悩み
25

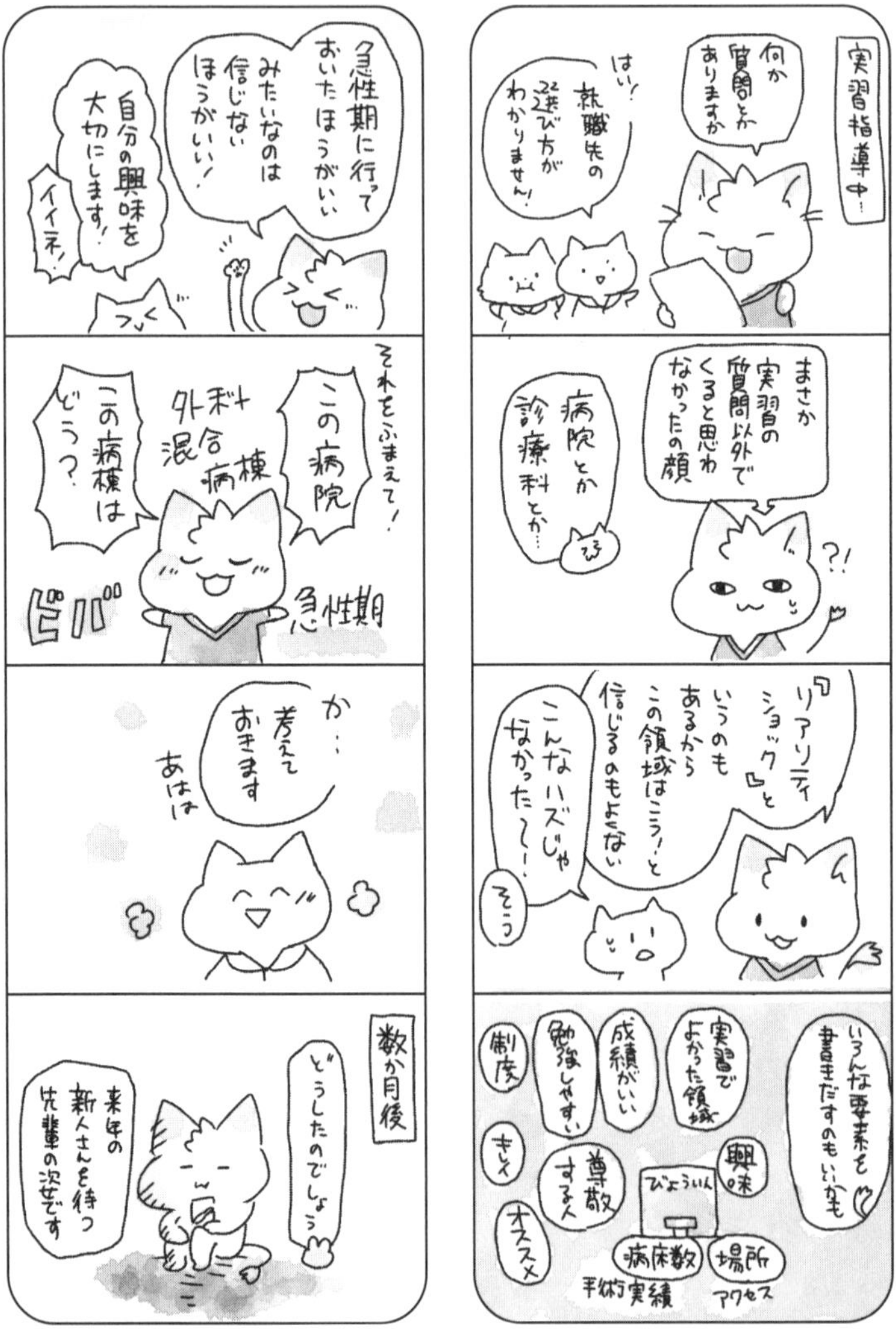

実習指導中・・
何か質問とかありますか
はい！就職先の選び方がわかりません！
まさか実習の質問以外でくると思わなかったの顔
病院とか診療科とか…
?!
『リアリティショック』というのもあるからこの領域はこう！と信じるのもよくない
こんなハズじゃなかった〜！
そう
いろんな要素を書きだすのもいいかも
実習でよかった領域
成績がいい
勉強しやすい
制度
きレイ
尊敬する人
興味
びょういん
オススメ
病床数
場所
手術実績
アクセス
急性期に行っておいたほうがいいみたいなのは信じないほうがいい！
自分の興味を大切にします！
イイネ！
それをふまえて！
この病院
外科混合病棟
この病棟はどう？
ビバ
急性期
か…考えておきます
あはは
数か月後
どうしたのでしょう
来年の新人さんを待つ先輩の次女です

なんとなくのイメージで選ばない

急性期病棟では、病状が急変するおそれのある患者さんの看護を、慢性期病棟では、比較的病状が落ち着いた患者さんの看護を行うイメージが、看護師の中では定着しています。そのため、「急性期の病棟は大変だから先に経験しておくと、のちのちラクになる」という話を何回か聞いたことも……。実際は、**慢性期がラクというわけではないし、大変なことを経験したからといってその後ラクになるとは限らない**と私は思っています。

たしかに急性期病棟では、入院して次の日に手術、3日後には退院指導といったタイトなスケジュールで進行することもあります。

しかし、慢性期病棟では患者さんの在院日数は長めであるものの、患者さんの受け持ち人数が急性期病棟の2倍ということもめずらしくありません。そのため、終わってみたら一日中点滴ばかりしていたという日もあります。

つまり、それぞれの大変さがあるのです。なんとなくのイメージで選ぼうとすると「こんなはずじゃなかった」と後悔することにもつながってしまうので、リアルな情報を集め、自分で判断することが大切です。

就活の情報収集のやり方

就活は情報戦。主な情報収集の方法は次のようなものがあります。

- **診療科ごとの医学書を軽く読んで、自分の興味をチェックする**
- **気になる診療科で働いている人（学校OB・OGもしくは実習先の先輩）の話を聞く**
- **インターンや説明会、病院見学でリアルな情報を入手する**

また、興味のある診療科を決めても、病院によって雰囲気は大きく違います。急性期病棟ひとつとっても、緊急の患者さんを受け入れられるように業務にゆとりを持っているところ、反対にたくさんの患者さんをケアするために、ほかの患者さんに病棟間で移動してもらい、なんとか空きを作るところなど様々です。診療科の知識を身につけるだけではなく、そういった病院ごとの指針や事情も説明会や病院見学でチェックしておくといいでしょう。

それ以外の点で私の実感を話すなら、**通勤時間の短さは本当に大事**ということ。私は自宅から徒歩10分の病院から、電車やバスを乗り継いで2時間近くかかる職場まで体験しましたが、時間によっては電車が混んでいて通勤の時点で疲れてしまったり、ただでさえ少ない夜勤の睡眠時間がもっと減ってしまったりするので、通勤のしやすさは大切だなと感じています。就活についてはP.118でも詳しく紹介しているので、ぜひ読んでみてください。

番外編

プロに聞いた！

就職お悩み相談室

お仕事に悩む看護師さん、そして看護師を目指す人に、
看護師専門の
ファイナンシャルプランナー・きたじーさんがアドバイス。
就活や転職活動時に検討すべきポイントを、
リアルな目線で教えていただきました。

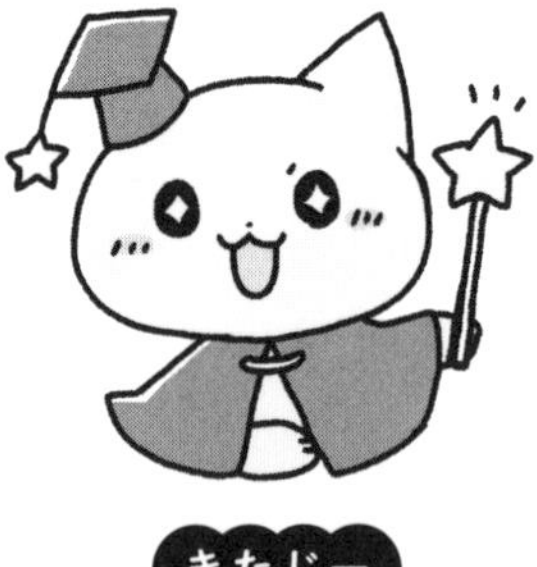

きたじー

看護師の就職・転職に詳しい「お金」と「仕事」の専門家。元大手医療系転職エージェントの経歴を持ち、相談実績は2000件以上。SNSで様々なコンテンツを公開し、具体的かつ現実的なアドバイスが好評。
Instagram　@jobmoney11

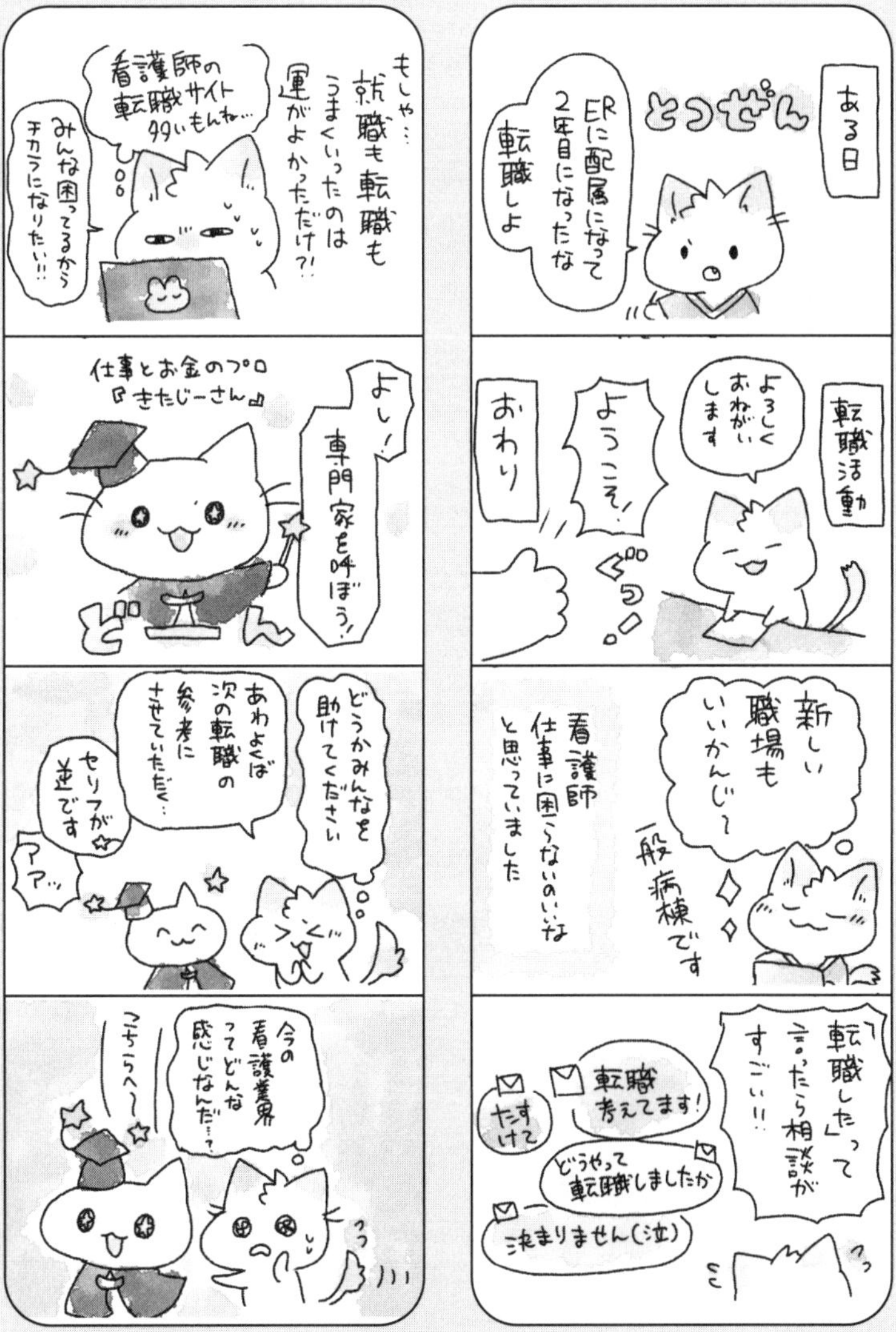

ある日
とつぜん
ERに配属になって2年目になったな
転職しよ
転職活動
よろしくおねがいします
ようこそ！
ぐっ
おわり
新しい職場もいいかんじ〜
一般病棟です
看護師 仕事に困らないのいいなと思っていました
「転職した」って言ったら相談がすごい!!
転職考えてます！
たすけて
どうやって転職しましたか
決まりません（泣）
もしや…就職も転職もうまくいったのは運がよかっただけ?!
看護師の転職サイト多いもんね…
みんな困ってるからチカラになりたい!!
よし！専門家を呼ぼう！
仕事とお金のプロ『きたじーさん』
どーん
どうかみんなを助けてください
あわよくば次の転職の参考にさせていただく…
セリフが逆です
アア…
今の看護業界ってどんな感じなんだ…？
こちらへ〜

ざっくり！ 看護学生の就活スケジュール

就活と言われても「具体的に何をすればいいの？」と迷う人も多いはず。ここでは、看護学生の年間スケジュールをざっくりとまとめてみました。各ステップに、きたじーさんの実践アドバイス付き！

STEP 3

最後に、給与や休日だけでなく住宅手当や寮の有無、子育て支援といった福利厚生も含めて、細かい点をしっかりチェック。専願と併願、どちらでいくつもりかも考えておこう。なかには書類選考に加えて面接や適性試験を実施する病院も。

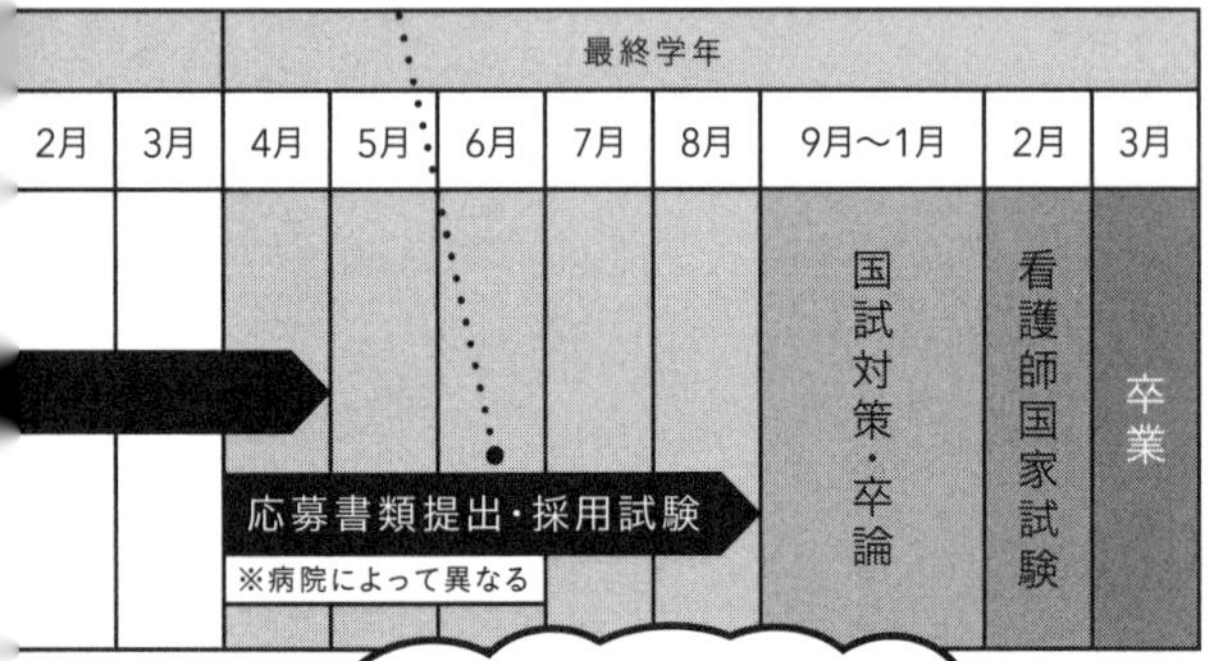

最終学年
2月
3月
4月
5月
6月
7月
8月
9月〜1月
2月
3月
国試対策・卒論
看護師国家試験
卒業
応募書類提出・採用試験
※病院によって異なる

就活状況を毎年見ている私の実感では、5年ほど前から落とされる事例が増加中で、実習先ですら落ちることもあるのが今の現実。しっかりと準備して就活に臨もう！

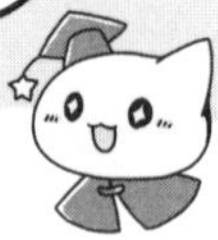

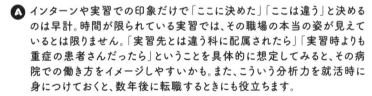

Q 実習先の病院だと安心ですか？

A インターンや実習での印象だけで「ここに決めた」「ここは違う」と決めるのは早計。時間が限られている実習では、その職場の本当の姿が見えているとは限りません。「実習先とは違う科に配属されたら」「実習時よりも重症の患者さんだったら」ということを具体的に想定してみると、その病院での働き方をイメージしやすいかも。また、こういう分析力を就活時に身につけておくと、数年後に転職するときにも役立ちます。

STEP 1

まずは「興味がある分野はどこなのか」を明確に。それがない場合は、結婚や出産などのライフプランとの兼ね合いから考えてみよう。

参考 主な職場の種類

- **病院**
  急性期・回復期・慢性期
- **施設関係**
  介護老人保健施設・特別養護老人ホーム・有料老人ホーム・デイサービスなど
- **クリニック**
  診療所・健診・美容・往診など
- **訪問看護**

STEP 2

説明会では、施設の種別や規模に偏りがないかを確認。希望する施設ばかりを選びがちだけど、大学病院や小さなクリニックなど様々な働き方に目を向けてみよう。引っ越しの可能性も考慮。また、見学会では最低限の準備として、病院のHPを見て病床数、診療科目、看護部の紹介などをチェック。そのうえでわからないことを見学時に聞いていこう。

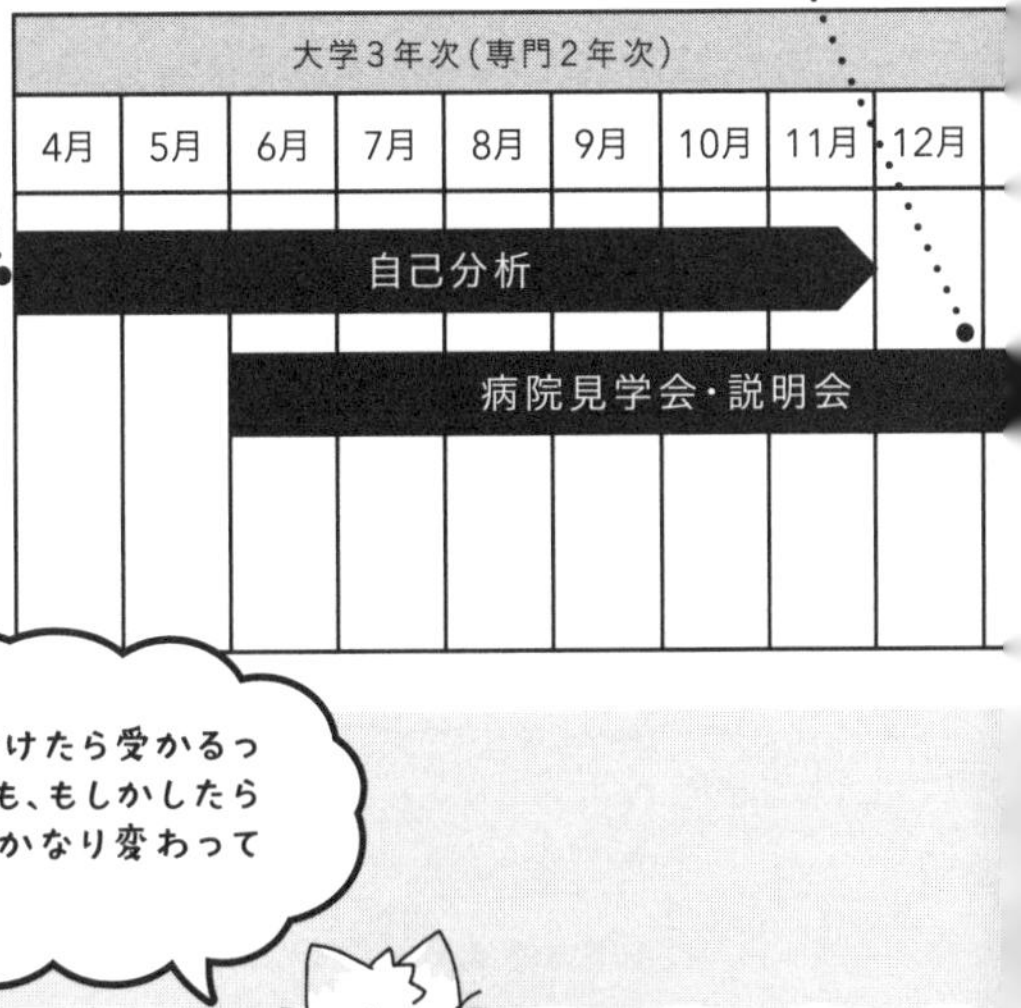

大学3年次（専門2年次）
4月
5月
6月
7月
8月
9月
10月
11月
12月
自己分析
病院見学会・説明会

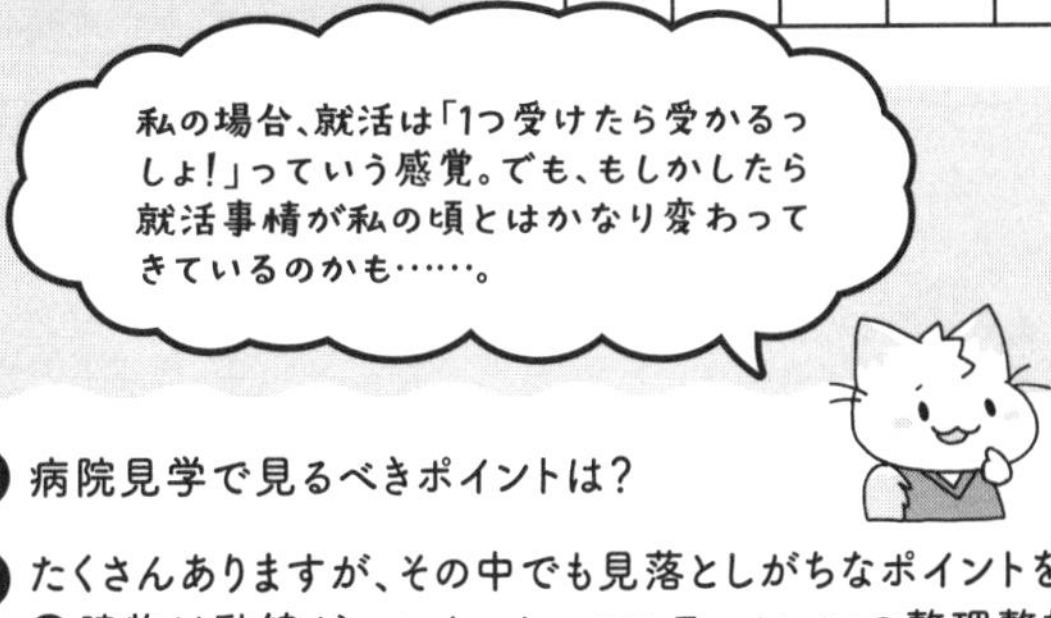

私の場合、就活は「1つ受けたら受かるっしょ！」っていう感覚。でも、もしかしたら就活事情が私の頃とはかなり変わってきているのかも……。

Q 病院見学で見るべきポイントは？

A たくさんありますが、その中でも見落としがちなポイントをピックアップ。

❶建物は動線がいいか。ナースステーションの整理整頓も含めて確認
❷幅広い年齢層の職員が働いているか。
　年齢が偏っている場合、ある年代の離職率が高いのかも
❸夜勤の人員や体制を確認　❹一日の仕事の流れを確認
❺その病院の強みとなっている診療科目と手術件数。自分の希望科目と
　同じだった場合、かなりのハードワークが予想されます

「辞めたい！」と思ったときに考えること

看護師として働きながら、ふと「仕事辞めようかな」「別の病院に移ろうかな」という気持ちになることもあるはず。辞めるべきか続けるべきかを検討するときに注意しておきたい具体的なチェックポイントを解説！

STEP 1 早期離職のメリットとデメリットを書き出そう

●メリット●

1. 精神の安定が保てる
2. 意外と仕事自体は見つかる
3. 一度失敗したからこそ転職は真剣

●デメリット●

1. 新卒よりも条件が悪くなるかも
2. 引っ越し費用などの急な出費も
3. 中途採用が難しい職場もある

新卒で入ってすぐに「辞めたい！」と思うのは、おかしいことではありません。事実、新卒採用のうち10％前後が毎年早期離職しています。「3年続けないと」と思い込むよりも、離職のメリットとデメリットを把握すべし！

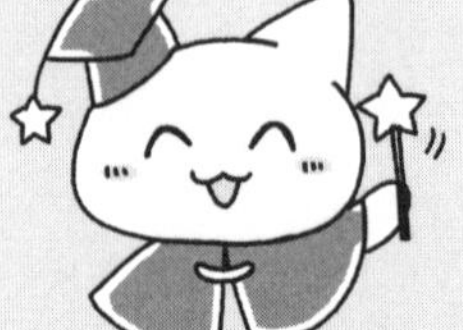

STEP 2 自分に合った職場を再検討しよう

POINT 1

「なぜ辞めたいのか」を具体的に考えてみる

→ 悲しみや怒りにまかせて考えてもうまくいきません。できるだけ落ち着いた気分のときにじっくりと振り返ってみよう。

POINT 2

「職場に求める条件」をもう一度考えてみる

→ 自分が不満を持っているのは給与？ 休日？ それとも仕事内容？ 職場に求めているものを書き出してみよう。

POINT 3

理想と現実を切り離して考えてみる

→ 「理想の職場」は簡単に見つからないのも現実。理想を追い求めるだけでなく、現実味のある将来を想像してみよう。

転職せずに「異動」という選択肢も

実は転職しなくても今の仕事から離れる手段があります。それは病棟や部署を異動すること。残業時間や人間関係等は病棟ごとにも違いがあるうえに、次の職場でもそれが改善できるかはわかりません。また、今いる職場よりも給料やその他福利厚生が悪くなる事例も多々耳にします。「とりあえず転職」と考えるよりは、一旦異動してダメなら転職という選択肢を取り入れてみるのもいいかもしれません。

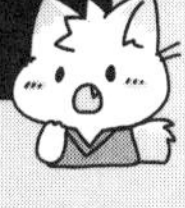

とにかく不安！なんでも転職相談室

看護師として一生懸命働いているからこそ、壁にぶつかって悩むのは当たり前。
リアルな事例を知るきたじーさんが、相談者の気持ちに寄り添いつつ、転職にまつわるお悩みに答えます！

Q

忙しすぎて、自分の職場がブラックなのかすらわかりません

A

以下のチェック項目、1つでも当てはまったらブラックかも!?

- ☑始業前の残業が常態化
- ☑残業代が出ない
- ☑夜勤明けでも院内研修は強制参加
- ☑3交代のループで家に帰れない
- ☑常に求人している

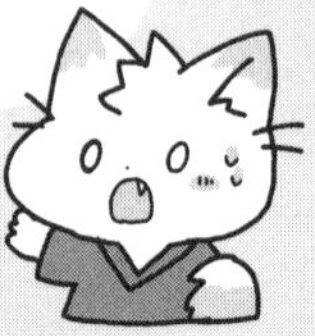

Q

今の職場を辞めることにしました。金銭的にはいつ辞めるのが得？

A

「できるだけ損をしたくない」と考えるのは当然のこと。お金の面では、賞与をもらった後や、退職金が上乗せされる節目の年などが目安。でも、しんどくてつらいなら自分自身のタイミングで辞めるのもアリ。

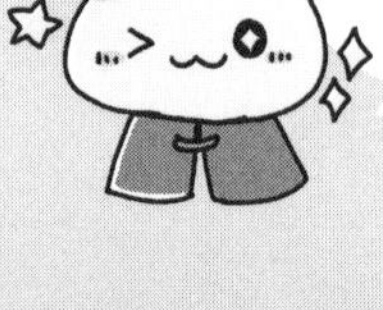

Q

体調が悪くて
休職していました。
復職できるか
どうか不安です

A

体調不良で休職や退職をすると「早く復職しなくては」と焦ってしまう方も少なくありません。しかし、焦りは禁物。具合が悪いときに無理をすると判断を誤ることも。体調によっては非常勤や派遣も検討してみよう。

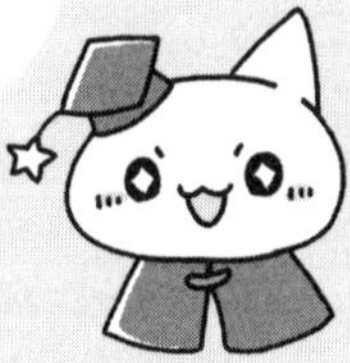

Q

転職したいけど、
何から
始めればいいの?

A

❶ 今の給与や休日について現状を把握
❷ 転職時期を検討
❸ 求人票をたくさん眺めながら自分の希望を再確認
❹ 人材派遣だけでなく病院独自の求人広告もチェック
❺ 気になる職場があったら見学へ

とにかく情報収集が大事!

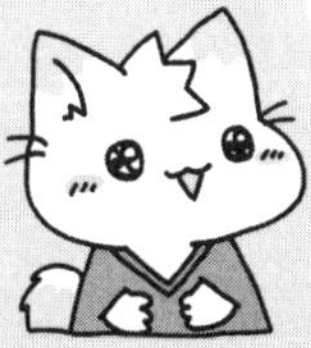

ぜんぶ一気に
やらなくてよし。
あなたのペースでよし。

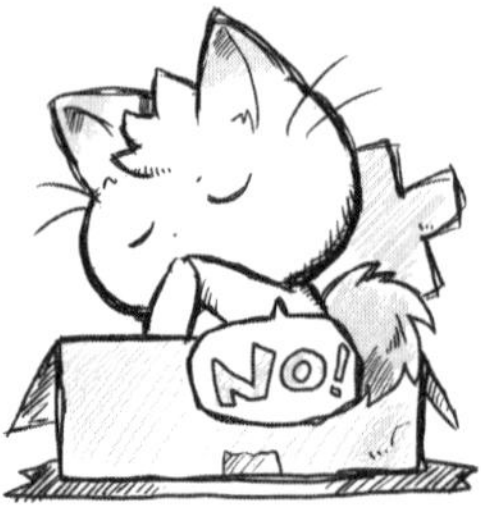

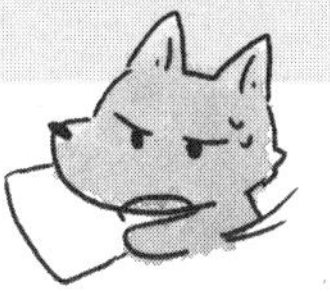

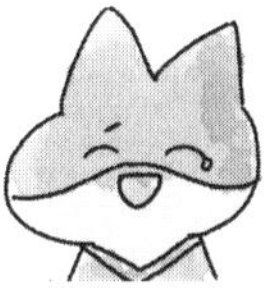

第3章

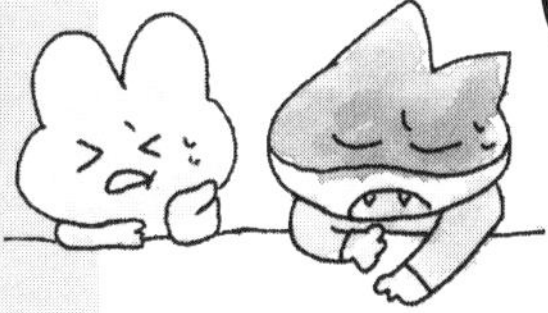

人間関係の悩み

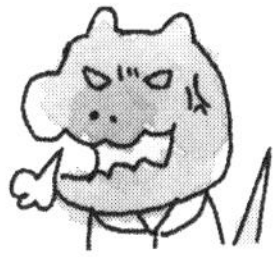

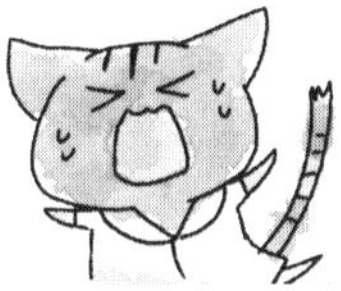

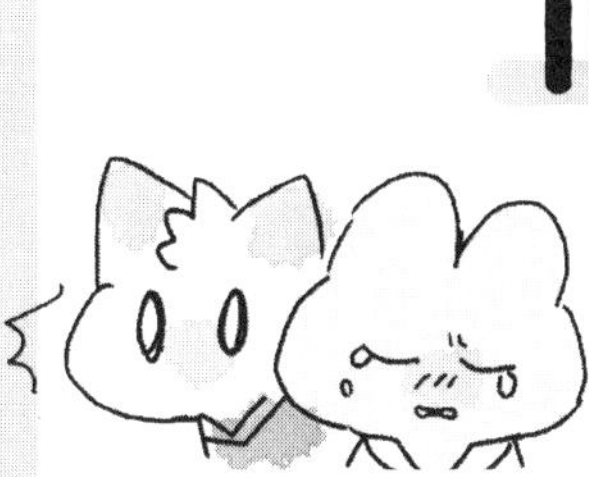

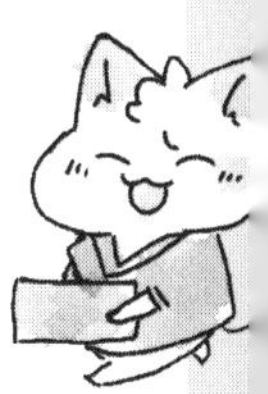

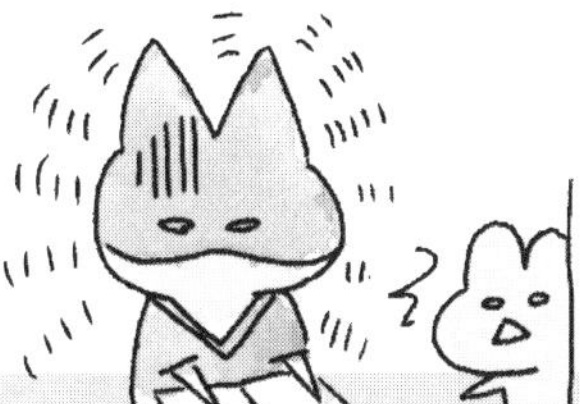

先輩が忙しそうで話しかけられない

お悩み 26

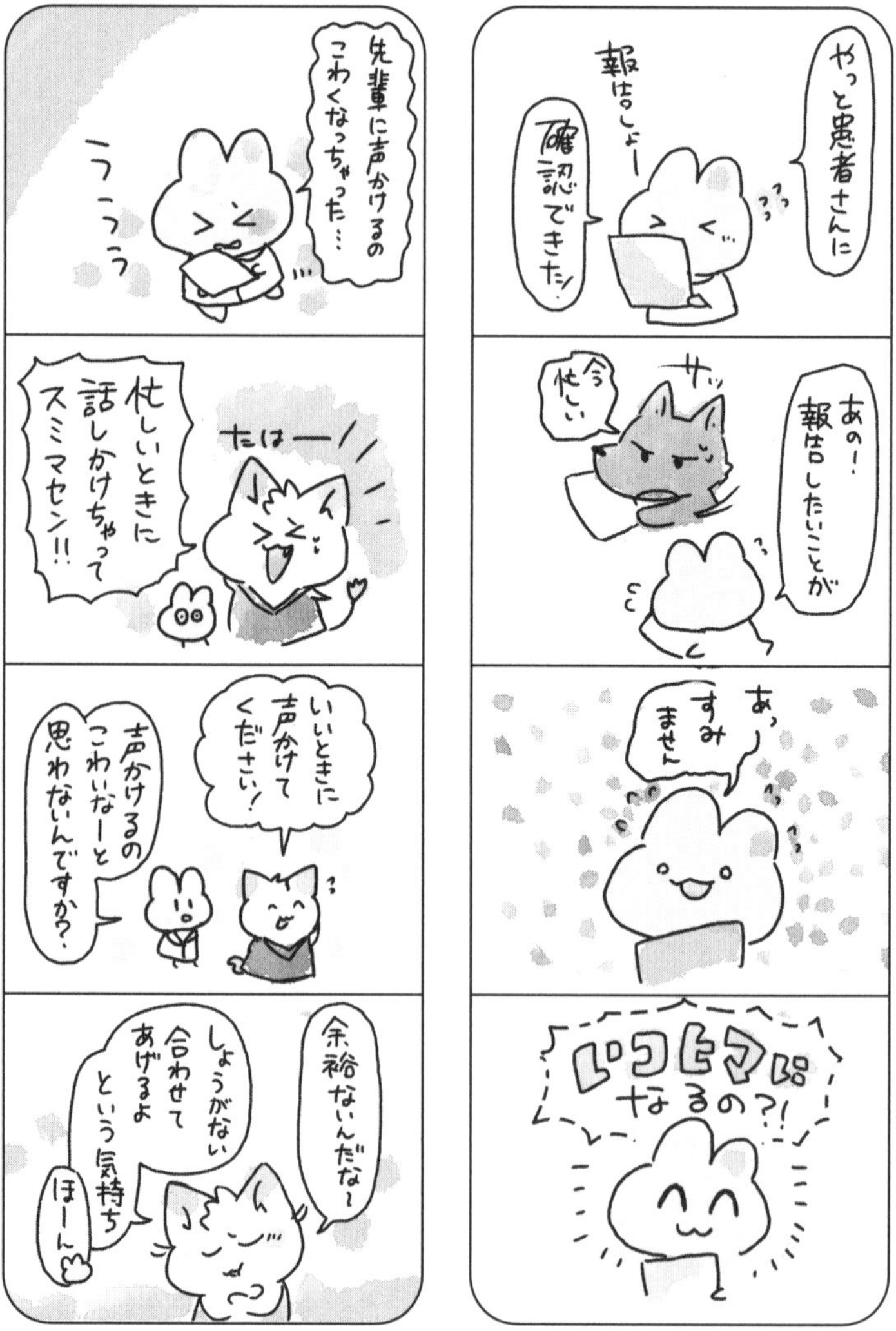
やっと患者さんに
報告しょー
確認できたッ
あの！報告したいことが
サッ
今忙しい
あっすみません
いつヒマになるの？！
先輩に声かけるのこわくなっちゃった…
ううう
たはー
忙しいときに話しかけちゃってスミマセン!!
いいときに声かけてください！
声かけるのこわいなーと思わないんですか？
余裕ないんだなー
しょうがない合わせてあげるよという気持ち
ほーん

話しかけるタイミングを教えてもらう

相談するのが大切だとわかっていても、忙しく動き回っている先輩に話しかけるのは、ためらってしまうと思います。「忙しい先輩を呼び止めてまでする話じゃないか」と諦めてしまうことも少なくないでしょう。そんなときには、**周りの先輩看護師に適切なタイミングを聞いてみる**のはどうでしょうか。

たとえば、「○○についての相談をしたいのですが、A先輩は忙しそうで……」と一声かけて、何時くらいになったら手が空くのかを確認してもらう。そうすると、ほかの先輩から「私が教えられるよ」と言ってもらえたり、「このくらいの時間には落ち着くと思うよ」とアドバイスしてもらえたりすることもあります。

忙しいときに声をかけられてしまうと、先輩側もどうしても指導の内容が雑になってしまいます。もし、声をかけたときに「今じゃなかったな」と思ったら、「あとでまた声かけます！」といったん保留にするのもひとつの手です。

ちなみに私は、忙しいときに話しかけられた場合、「5分後に話を聞きにいくから少し待っててね」と声をかけるようにしています。教えてもらう立場の新人にもマナーが必要ですが、声をかけられた先輩看護師にもある程度マナーは必要なので、忘れないようにしたいと思っています。

SBARの流れに沿って報告する

どのように相談したらよいのかわからないという人は、「SBAR《エスバー》」を意識してみましょう。SBARとは、

状況を指すS（Situation）　背景を指すB（Background）
評価を指すA（Assessment）　提案を指すR（Recommendation）

の頭文字を取った言葉です。

たとえば、「ご飯を食べてから腕がかゆくなった気がする」と訴えてきた患者さんがいる場合は、

S（状況）「食後に両腕の発疹が出ています」
B（背景）「食事内容は○○で、アレルギーの既往はないそうですが」
A（評価）「食事によるアレルギーだと思います」
R（提案）「一度先生（医師）に診ていただきたいです」

という流れで先輩に伝えます。**なるべく簡略化し、結論から話す**。最初のうちは難しいかもしれませんが、意外に大切なのは最後のR（提案）です。相手に「どうしましょうか」と判断をあおぐだけでなく、何をしたほうがいいと思うかを伝えられるとなおよいでしょう。

先輩が理不尽に厳しすぎる

お悩み
27

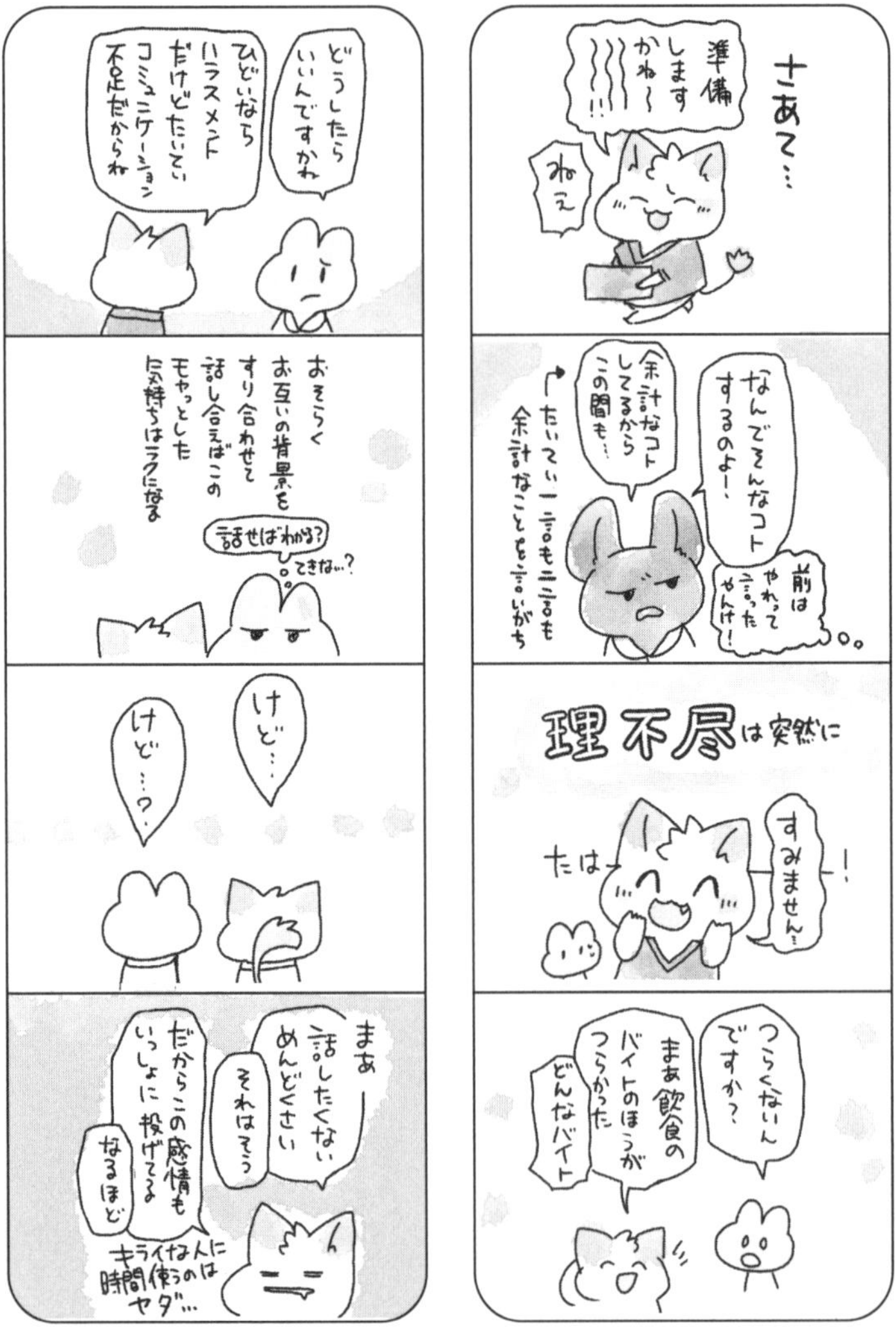
さあて…
準備しますかね～!!
ねえ
なんでそんなコトするのよー
余計なコトしてるからこの間も…
前はやれって言ったやんけ!
↳たいてい一言も二言も余計なことを言いがち
理不尽は突然に
たは～
すみません!
つらくないんですか?
まあ飲食のバイトのほうがつらかった
どんなバイト
どうしたらいいんですかね
ひどいならハラスメントだけどたいていコミュニケーション不足だからね
おそらくお互いの背景をすり合わせて話し合えばこのモヤッとした気持ちはラクになる
話せばわかる?
てきな…?
けど…
けど…?
まあ話したくないめんどくさい
それはそう
だからこの感情もいっしょに投げてる
なるほど
キライな人に時間使うのはヤダ…

「相手も余裕がないんだな」と考えてみる

たとえ正しい指摘だとしても、キツい言い方で指導されるとつらいですよね。

そういうときにおすすめなのは**「この先輩は後輩の面倒を見る余裕がないんだな」と考える**こと。先輩も時間が限られているなかで指導しないといけないので、「よくないところがあったら指摘する」ということだけに注力しているのです。

とはいえ、誤解しないでほしいのは、そういう指導方法しかとれない先輩にほとんどの責任があります。少し厳しい言い方になってしまいますが、後輩に「仕事を続けたくない」と思わせてしまうのは指導力不足にほかなりません。

あまりにもひどい場合には看護師長に相談するのもアリです。そういう先輩は、自分に対してだけでなくほかの人にも高圧的な態度をとっている場合が多いので、同じような意見が集まっている可能性が高いでしょう。

時間を置いてから気持ちを伝える

先輩とはいっても、教えるのが上手というわけではないし、**人格者が指導者に選ばれるわけではありません。**言ってしまえば、教える側も手探り状態なのです。特にプリセプターに選ばれるのは3〜4年目の看護師。早いときには2年目で任されることもあります。そう考えてみると、先輩も人に教える余裕がないんだなと、ちょっとだけやさしくなれる気がしませんか？

私の場合は、指導を受けているときではなく、**終業前の振り返りの時間に「なぜ自分があのとき患者さんにあのような対応をしたか」を話すようにしていました。**少し時間が空いてからのほうが、自分の考えをまとめることができるのと、相手も耳を傾けてくれるからです。

教える側も教えられる側も、落ち着いて話せるタイミングを意識できると、円滑な関係ができるんじゃないかなと思います。

もっと教えて！ Q&A

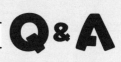

プリセプターの先輩が怖すぎて雑談もできません。

仕事仲間なので必要な会話だけでいいと思いますが、私の場合は、何年か経ったあとかなり仲良くなれました。

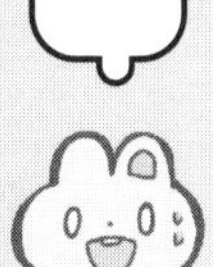

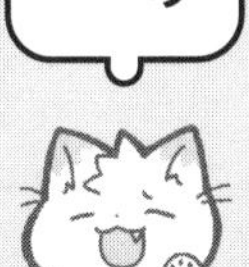

私が当時の先輩に「あの頃、めっちゃ怖かったですよ（笑）」と直接伝えられたのは、何年も経って仲良くなってからでした。先輩は、「成長してほしい一心であんな言い方になってしまった」と謝ってくれました。全員がそうとは限りませんが、こんなふうに関係性が変化することもあります。

周りから「プリセプティの子、なかなかできるようにならないね」と言われたりすると、プリセプターにとってもプレッシャーになっているようです。少しだけ引いた目線で、先輩との関わりをとらえられるといいのかもしれません。

先輩に気に入られていない

お悩み 28

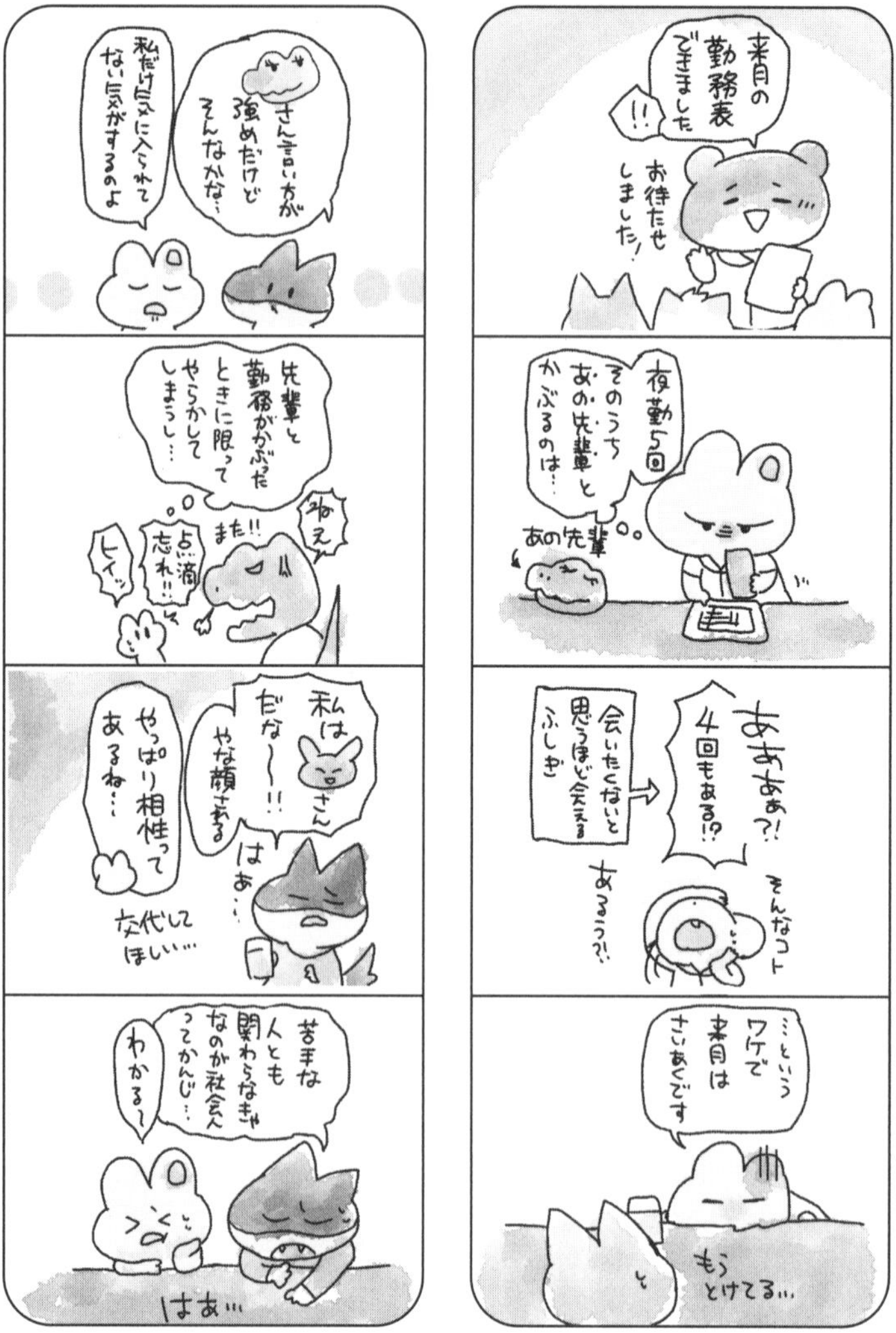
来月の勤務表できました
!!
お待たせしました!
夜勤5回
そのうちあの先輩とかぶるのは…
あの先輩
あああぁ?!
4回もある!?
会いたくないと思うほど会えるふしぎ
そんなコトあるぅ?!…
…というワケで来月はさいあくです
もうとけてる…
さん言い方が強めだけどそんなかな…
私だけ気に入られてない気がするのよ
先輩と勤務がかぶったときに限ってやらかしてしまうし…
ねぇ
また!!
点滴忘れ!!
ヒイッ
私は
さん
だな〜!!
やな顔される
はぁ…
やっぱり相性ってあるよね…
交代してほしい…
苦手な人とも関わらなきゃなのが社会人ってかんじ…
わかる〜
はぁ…

「仕事で大切なこと」を考えてみる

先輩に気に入られている同期を見ると、ちょっとうらやましい気持ちが出てくるのはわかります。やっぱり、仲良くなれないよりは仲良くなれたほうがいいと思ってしまうし、「一緒に飲みにいった」という話を聞くと、どんな顔をしていればいいのかもわからないですよね。

特に学生の間は、人間関係が自分と相性のよい友だちだけで完結するものなので、「仲良くできない」「相性が悪い」ということに慣れておらず、抵抗感があるのだと思います。

ですが、先輩に気に入られるかどうかは必ずしも仕事に直結しないことを覚えておいてください。仕事をきちんとこなしていれば、**仲良くなることはできなくても信頼されることはできます。**

人間なので、性格の合う・合わないはどうしてもあります。私もそうです。気に入られてないんだな、と思うと寂しくなりますが、仕事に影響がなければそれでいっか～と気楽に考えています。

私たちは先輩に好かれるために仕事をしているわけではありません。仕事の評価を正しくしてもらえて、患者さんにきちんとしたケアを届けられればそれで十分です。

攻撃も伴う場合は適度に受け流す

一方、単純に気に入られていないというだけではなく、自分にだけ明らかに指導が厳しい場合。そもそも職場で感情的な態度をとる相手のほうに問題があるのは間違いないし、先輩が後輩にネガティブな感情をぶつけるのは指導とは呼べません。

そういうときには、指導の中で**自分自身の糧になる部分だけを受け止め、つらい部分は受け流す**というような乗り切り方も必要になってきます。

たとえば、正論で殴ってくるようなタイプの先輩の場合。正論に対して反論しようとすると、どうしても言い訳のように聞こえてしまうので、先輩に言われる前に自分の改善点をアピールするのが効果的です。

何か叱られるような出来事があったときに先輩から「ちょっとあとで来て」などと言われたら、叱られる内容を予想して準備しておく。反省すべき部分があったら素直に反省して、先輩の話に対しては**「こういうところがよくなかったから、今後はこうしようと思います」と応じて、改善点まで含めて伝える**のです。

正論で殴られている間は適度に聞き流して、話に区切りがついたら要点を自分なりにまとめて「受け止めたアピール」をしておけば、先輩も納得して話を切り上げる可能性が高くなります。相性の悪い人と少しでも関わる時間を少なくするためには「事前の準備」を自分の中でしておきましょう。

先輩によって言うことが違う

お悩み 29

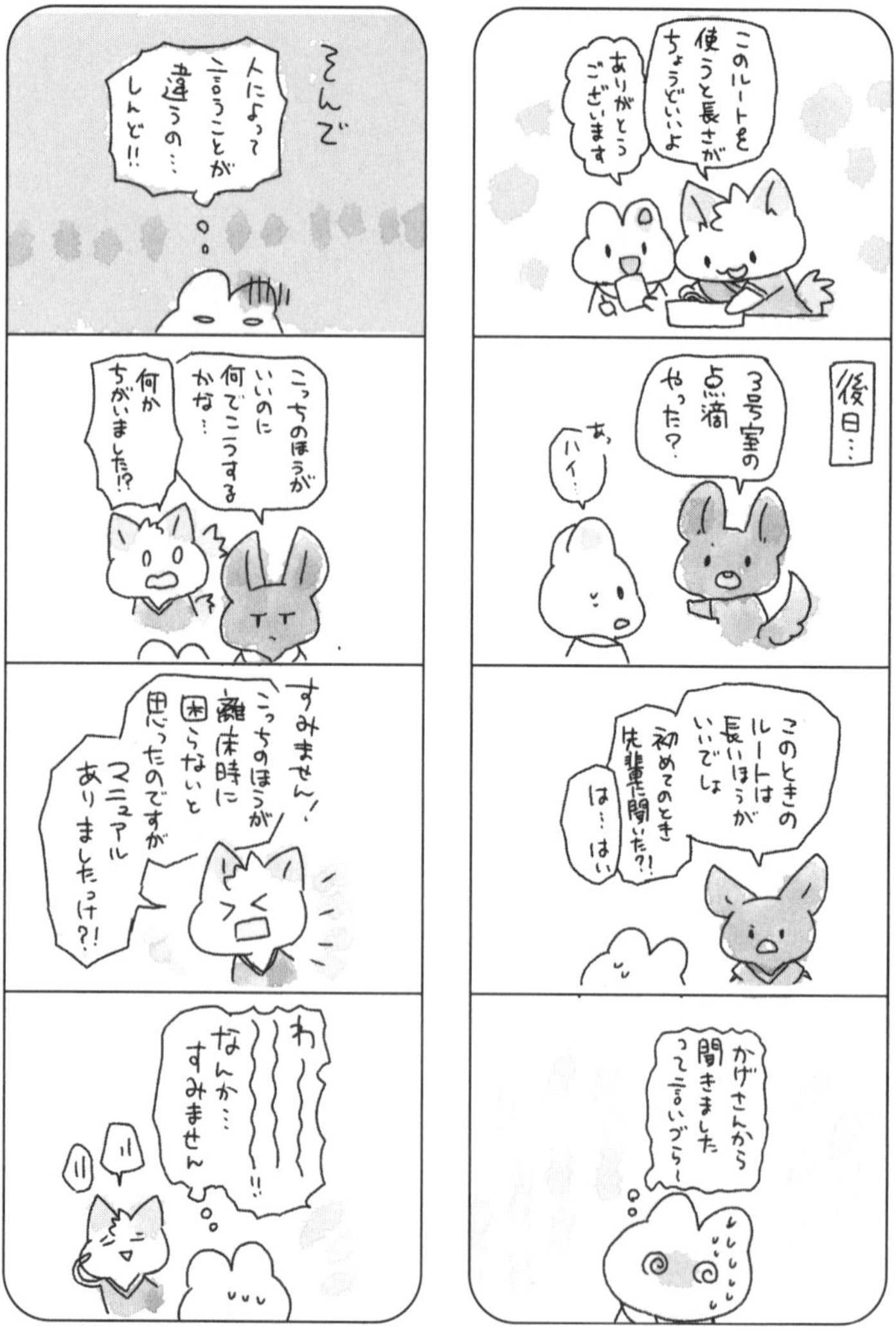

このルートを使うと長さがちょうどいいよ
ありがとうございます
後日…
3号室の点滴やった?
あ、ハイ…
このときのルートは長いほうがいいでしょ
初めてのとき先輩に聞いた?!
は…はい
かげさんから聞きましたって言いづら〜
そんで
人によって言うことが違うのしんど!!
こっちのほうがいいのに何でこうするかな…
何かちがいました!?
すみません! こっちのほうが離床時に困らないと思ったのですが
マニュアルありましたっけ?!
わーーー!!
なんか…すみません

教えてもらったこととの違いを考える

これは、看護だけではなくそれ以外の仕事でも起こりうることです。たとえば、A先輩から教えてもらった方法について、B先輩に「なんでこんなやり方をするの？」と注意をされる。言われたとおりにやっただけなのに怒られてしまうと、混乱しますよね。

具体的な例を挙げてみましょう。たとえば、患者さんのオムツを交換するときに、患者さんの足をあげる方法と患者さんの体を横にたおす方法があります。たいていの場合は、不都合なく交換できればどちらでもよいのです。しかし、患者さんの状態によっては足をあげてしまうと体に負担がかかる人もいれば、体を横に向けるのが困難な人もいます。

看護師になりたてのうちは、そういった判断が難しいので、教えてもらった方法がひとつあると、それを踏襲しようとしますよね。そこで一度立ち止まって、「なぜAさんはこの方法を教えてくれたんだろう」「なぜBさんは違うやり方を提案してくれたんだろう」と**先輩ごとに対処が違った理由を考えて看護の理解を深めるのがよい**と思います。

ただ、先輩から自分のやり方を否定されるとびっくりして言葉が出てこないもの。そのときにはいったん「新しい情報だな」と思いつつ、言われたとおりの手順でやってみて、落ち着いてから違いについて考えてみましょう。

人の名前を使って反論するのは悪手

今回のケースでやりがちなのは、Bさんに「Aさんにはこういう手順を教えてもらいました」と言ってしまうこと。自分は間違っていないと主張したいのはわかりますが、この言い方をしてしまうと「自分で考えて仕事してないんだな」「仕事を理解しようとしてないんだな」と思われてしまうことがあります。

おすすめは、Aさんの名前を出さずに、教えてもらった内容だけで会話を成立させることです。たとえば、今回の場合なら**「前にこのように教えていただいたのですが、そのときとの違いがわからないのでお聞きしてもよろしいですか?」**などと返すのがベターです。

自分なりに理解して、自分の判断でこちらの方法を選んだ、と説明できたほうが周りからの印象もよくなるはずです。周りから「教えてあげたい」「助けてあげたい」と思われるようにふるまうのもひとつのアプローチ方法です。


私たちは、**自分の正当性を主張するためではなく、自分の看護をよりよいものにしていくために日々学んでいます。**なので、なにか指摘されても「新しい対処法が知れるな」くらいの気持ちで受け止められるとお互いに仕事がしやすいと思います。

先輩とのコミュニケーションが苦手

お悩み 30

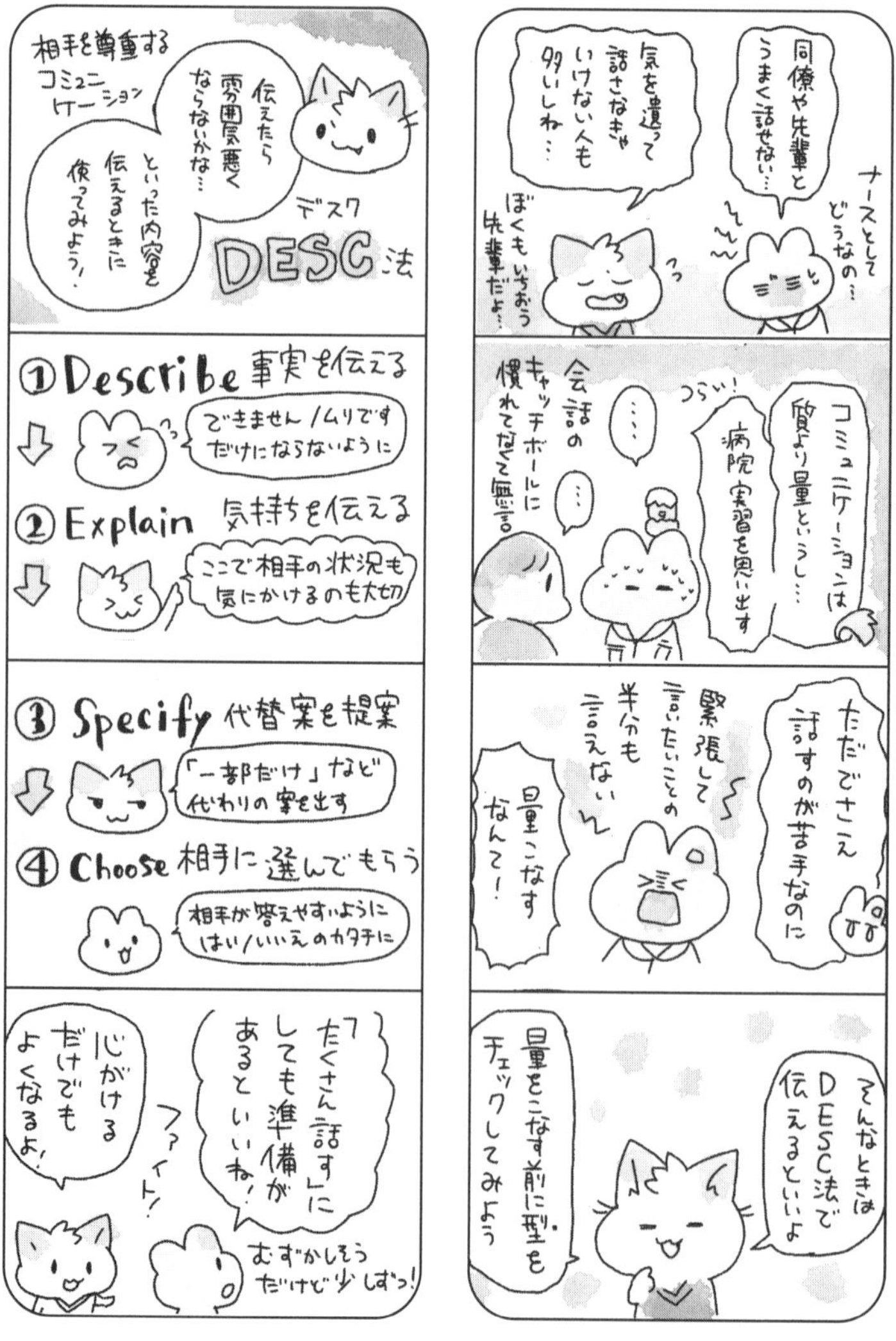

同僚や先輩とうまく話せない…
ナースとしてどうなの…
気を遣って話さなきゃいけない人も多いしね…
ぼくもいちおう先輩だよ…
コミュニケーションは質より量というし…
病院実習を思い出す
つらい!
…
…
会話のキャッチボールに慣れてなくて無言
ただでさえ話すのが苦手なのに
緊張して言いたいことの半分も言えない
量こなすなんて!
そんなときはDESC法で伝えるといいよ
量をこなす前に型をチェックしてみよう
相手を尊重するコミュニケーション
伝えたら雰囲気悪くならないかな…
といった内容を伝えるときに使ってみよう!
デスク
DESC法
①Describe 事実を伝える
できません/ムリです だけにならないように
②Explain 気持ちを伝える
ここで相手の状況も気にかけるのも大切
③Specify 代替案を提案
「一部だけ」など代わりの案を出す
④Choose 相手に選んでもらう
相手が答えやすいようにはい/いいえのカタチに
「たくさん話す」にしても準備があるといいね!
心がけるだけでもよくなるよ!
ファイト!
むずかしそうだけど少しずつ!

「型」に沿って伝えてみよう

看護師はチームプレーなので、スタッフ間でのコミュニケーションがとても重要な仕事です。「自分の意見をうまく言えない」「先輩の前だと緊張する」といったコミュニケーションの悩みを抱えている場合は、「アサーション」という考え方を取り入れてみることをおすすめします。

アサーションとは、相手を尊重しながら自分の考えや気持ちを伝えるコミュニケーションスキルです。今回はその方法をわかりやすく4ステップにした、「DESC《デスク》法」という手法を紹介します。急に専門用語ばかり出してしまいましたが、要は一度覚えるとラクになるコミュニケーションの「型」です。

例として、先輩から緊急入院の患者さんの対応を依頼されたものの、忙しくて今すぐは対応できない場面を想定します。

❶ Describe：描写する

「15時に1号室の患者さんの退院指導があるので、引き受けられるのはそのあとになります」と、時間や状況などの客観的な事実を伝えます。

❷ Explain：説明する

❶で伝えた客観的事実に対して、主観的な気持ちを述べます。

「先輩も手術患者がいて記録まで終わってないですよね。代わりたいのですが15時からしか対応できず、緊急入院の時間に間に合わないので難しそうです」と、相手の状況にも配慮しながら伝えます。

❸ Specify：提案する

状況を変えるための具体的・現実的な代替案を提案します。「入院患者さんの着替えや採血はできるので、そこだけ対応するのはどうでしょうか」と作業の一部分のみにしてもらったり、方法を変えたりといった提案をします。相手にも自分にも負担をかけすぎないようにすることができます。

❹ Choose：選択する

相手にYES／NOの選択肢や代替案を示します。相手が❸の提案にNOを選んだ場合、「ほかに対応できる人がいるか、確認してみますか？」などのように、代替案を提示します。

コミュニケーションは「質より量」と言われています。自分の意見を長々と伝えるよりも、短いコミュニケーションをたくさんとるほうが相手との関係性を築きやすいのです。職場のコミュニケーションが苦手な人は、この「型」をぜひ活用してみてください。

同僚から「辞めたい」と相談された

お悩み 31

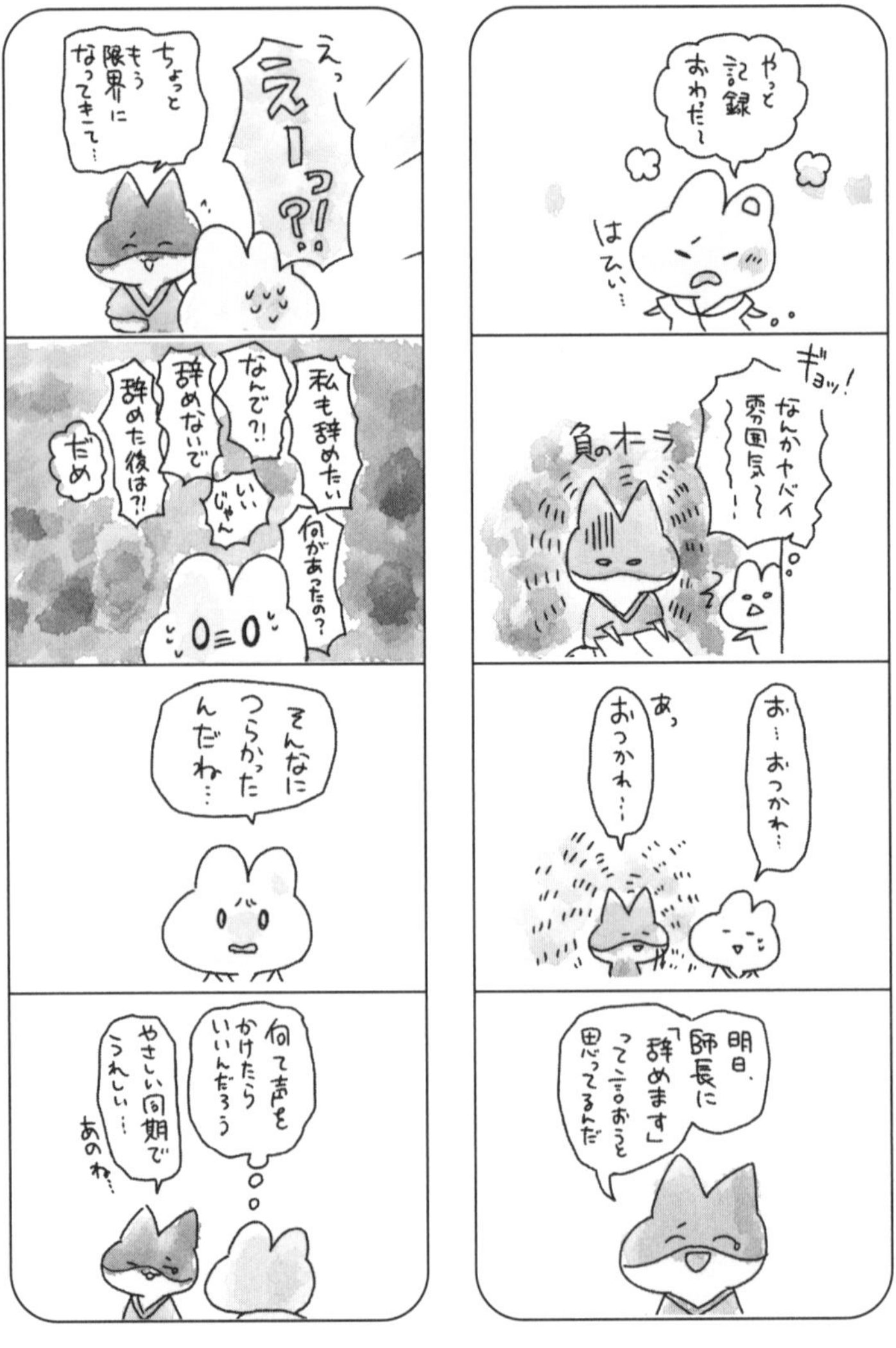
やっと記録おわた〜
はひぃ…
ギョッ!
なんかヤバイ雰囲気〜〜…
負のオーラ
お…おつかれ…
あっ おつかれ…
明日、師長に「辞めます」って言おうと思ってるんだ
ちょっともう限界になってきて…
えっ
えーっ?!
私も辞めたい
なんで?!
辞めないで
いいじゃん
辞めた後は?!
何があったの?
だめ
そんなにつらかったんだね…
何て声をかけたらいいんだろう
やさしい同期でうれしい…
あのね…

追い込むのではなく、放っておくのでもなく

一緒に働いてきた後輩や同期が辞めそうなとき、つい「辞めないでほしい」と思ってしまいますよね。ただ、その思いをそのまま伝えると相手はどう思うでしょうか。

もう仕事辞めようかな……。

え、うそでしょ。何があったの？　辞めないでよ！

仕事がつらくて……。

私もつらいけど、一緒にがんばっていこうよ。きっと大丈夫だよ。

応援したい、励ましたい、という気持ちから出てくる言葉なのですが、周囲から「辞めないで」と言われると、本人の中に「つらくても続けなくちゃいけない

んだ」という義務感のようなものが生まれてしまう場合もあります。こうやって相手を追い込むような形になるのは、あなたも望んでいないことだと思います。

私の場合、つらい気持ちを抱えて辞めそうになっている後輩や同期を見かけたら、彼らを追い込むのではなく、かといって放っておくのでもなく、**そっと寄り添うように話を聞く**、というのを心がけています。

もう仕事辞めようかな……。

そっか……何かあったの?

この前、また点滴の時間忘れちゃって。大事には至らなかったんだけど、先輩から怒られたし、やっぱり私、看護師向いていないのかなって思ったの。

うんうん。そうなんだね。私も前、同じことしちゃったんだけど、ストップウォッチを使って時間を管理したらけっこううまくいったよ。

このように「辞める」という選択肢は残しつつ、**辞めたいと思うきっかけは何なのか、その対応策としてどんな働きかけができるのか**、そういうことを一緒に考えてみます。

仕事の失敗であれば、原因を一緒に考えて対処する。先輩との関係に悩んでいるなら、師長など上の人に相談しに行く。看護の理想と現実のギャップに苦しんでいるなら、本当はどんなことをしたかったのか、夢や目標を聞いてみる。

対応はひとつに限りませんが、このように相手の事情に応じて働きかけを変えてみるとよいでしょう。

「辞めたい」という相手に対して、引き留めるのが正解なのか、背中を押して送り出すのが正解なのかはケースバイケースです。自分の「辞めてほしくない」という気持ちは一度脇に置いて、相手の気持ちに寄り添って相談に乗ってみると、自然に答えは見つかるのではないでしょうか。

同僚の尻拭いばかりしている気がする

お悩み
32

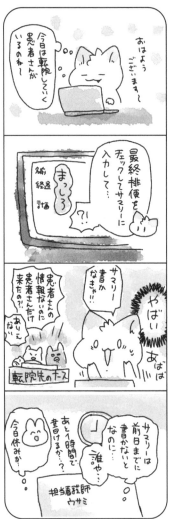

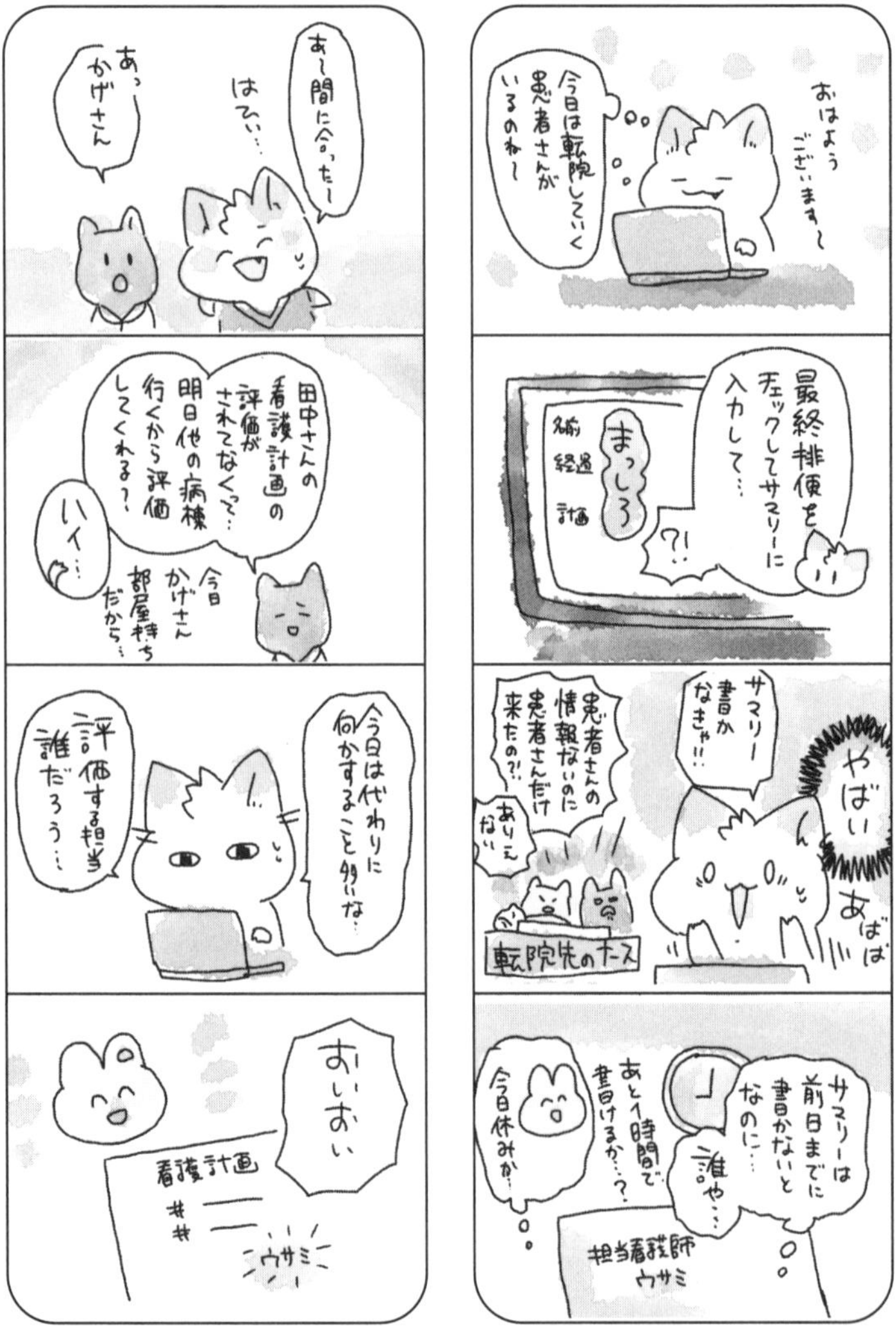

ミスをした同僚に代わって自分が謝ることも

看護師の業務は多岐にわたり、つねに細かいチェックが必要なため、ミスが起きてしまうことはどうしてもあります。そして、同僚のミスのせいで自分にしわ寄せがきてしまう、という経験は誰もがあるでしょう。

たとえば、同僚が日勤で担当していた患者さんを自分が夜勤で引き継いだとき、患者さんからナースコールで呼ばれて行くと、「昼間に寝間着を着替えさせてくれると言っていたのに来てくれなかった」と言われることがあります。その同僚はすでにいないし、自分が「すみません」と患者さんに謝って着替えを手伝うことになります。

また、患者さんが転院するときに「サマリーを書いていない」というミスも起こりがちです。転院する患者さんがいる場合、転院先の病院に「こちらではこういうケアをしていました」という内容を記した、サマリーと呼ばれる手紙を渡します。サマリーを書くのは、主治医のように患者さんごとに担当が決まっている「受け持ち看護師（プライマリー看護師）」の役目です。しかし、受け持ち看護師がサマリーを書き忘れて、転院の前日や当日になってサマリーがない、という事態がたまに起こってしまいます。

そうなると、日替わりで病室を担当する「部屋持ち看護師」が受け持ち看護師の尻拭いをして、サマリーを用意することになります。

どうやってミスを減らすか一緒に考えてみる

ミスを完璧に防ぐことは難しいし、自分自身もうっかり何かを忘れることもあるし、そういうときにはほかの誰かが自分のミスをカバーしてくれている。だから、仲間同士で助け合ってやっていこう……と常々思っていても、同じ人ばかりがミスを繰り返しているのだとしたら、やっぱり気になってしまいますよね。

忘れることが多い人がいたら**「これ忘れないでね」「3日後に○○だよ」と声をかける**のも、仲間同士の助け合いのひとつの形です。

相手が先輩だと、面と向かって「物忘れが多い」「ミスが多い」などと指摘することはとてもしづらいとは思います。しかし、ミスをして迷惑がかかるのは一緒に働いている看護師だけではありません。点滴の薬剤を忘れてしまったり、同僚に報告するのが抜けていたりすると、患者さんの安全を守れないということにもつながります。

もし言いにくいということであれば、**「あの作業、やっておきました！」と報告する形で尻拭いしたことを遠まわしに伝える**と、角が立ちません。また、何度もミスをする人に対しては、たいてい自分以外にも困っている人がいるものなので、別の先輩に相談してフォローを頼んでもいいかもしれません。

ミスが多い後輩の対応に悩む

お悩み 33

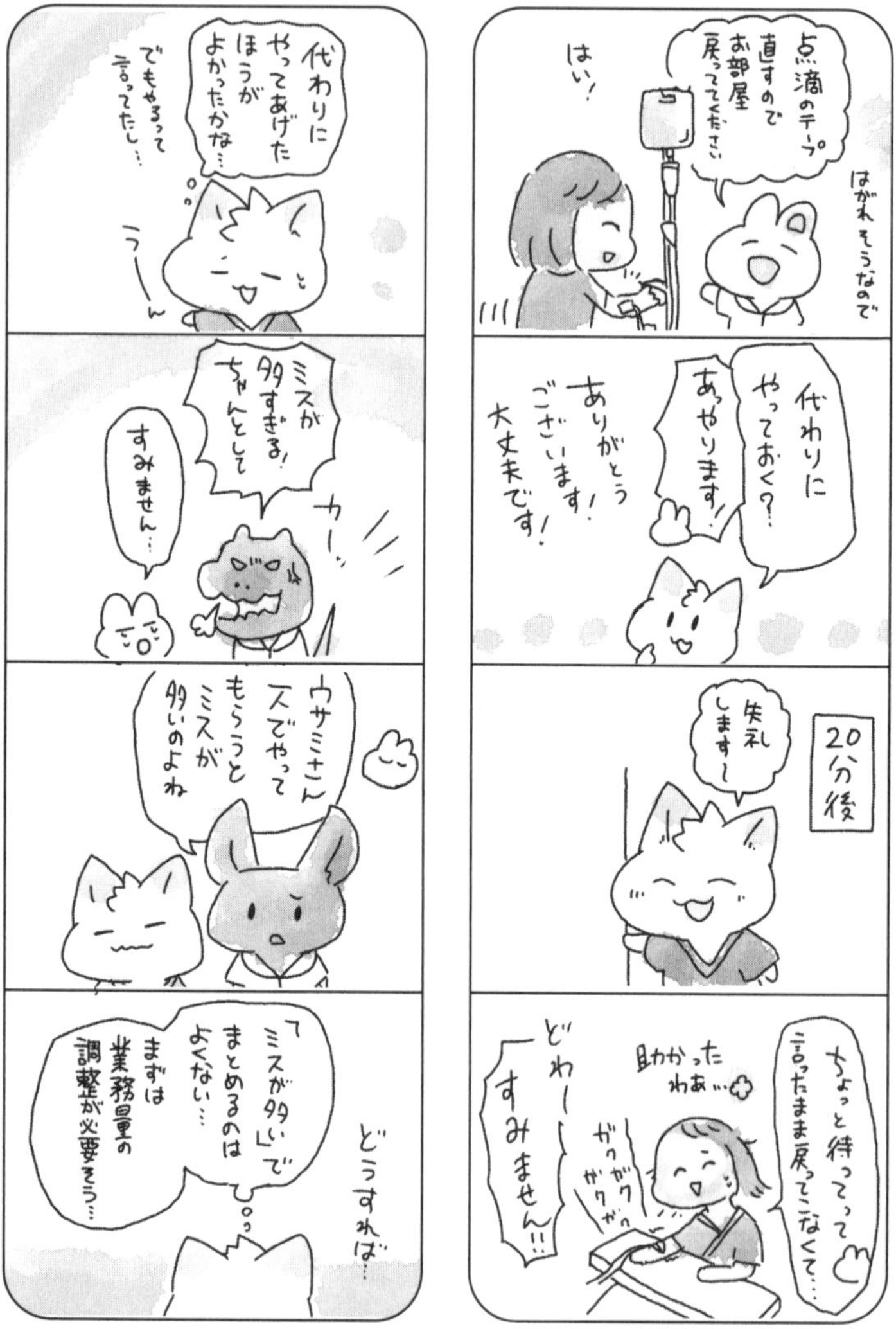
はがれそうなので
点滴のテープ直すのでお部屋戻っててください
はい！
代わりにやっておく？…
あっやります！
ありがとうございます！大丈夫です！
20分後
失礼します〜
ちょっと待ってって言ったまま戻ってこなくて…
助かったわぁ…
ガクガクガクガク
どわ〜すみません!!
代わりにやってあげたほうがよかったかな…
でもやるって言ってたし…
う〜ん
ミスが多すぎる！ちゃんとして
カーッ
すみません…
ウサミさん一人でやってもらうとミスが多いのよね
「ミスが多い」でまとめるのはよくない…まずは業務量の調整が必要そう…
どうすれば…

業務量を調整して余裕を生む

ミスを繰り返さないための努力、というのは本人の心がけ次第ではありますが、周囲からの働きかけでミスを減らすことができることもあります。

まずは、**後輩のミスが多くなった背景に注目しましょう。** 業務量が多すぎた、苦手な患者さんの対応に苦戦した、単純に勘違いしていた……などなどいろんな事情があったと思います。こちら側も適切なサポートをするために、「あの子はいつもそうだから」と決めつけないようにしましょう。

もっとも多い要因は「業務量が多すぎた」です。この場合、当たり前ですが業務量を減らすのが最善策です。私の場合は、受け持ち患者さんを1人自分が代わりに担当したり、自分が休みのときは同僚にサポートをお願いしたりしていました。後輩側から頼むことも本当は大事なのですが、遠慮してなかなか言えないものですよね。

事前確認をこまめにして予防する

また、**後輩がミスをする前に先手を打って予防しておく**のもひとつの手です。何度も同じ質問してくる後輩がいるなら、前もってマニュアルを見てもらう。質問される前に「わからないこと、ある?」と尋ねてみる。処置の準備をしている段階で「今日の処置はこういう内容だけど、手順とか必要な物品とかは理解できてる?」と事前確認してあげる。そうすることで、後輩は「ここでこういう準備をしておくとミスをしないんだ」と学ぶことができます。

自分としても、処置の最中などバタバタしているときに後輩から「これ何ですか?」「次はどうすればいいですか?」と聞かれるとイライラしてしまいますが、**忙しくなる前に「わからないこと、ある?」とこちらから聞く**のであれば心に余裕を持てます。そういう働きかけを続けているうちに、後輩の経験値が増えていって徐々にミスが少なくなっていくのではないでしょうか。

伝わるように落ち着いて話す

最後に、ミスが多い後輩への対応で重要なのが、**感情的にならないこと。**

ミスを繰り返す後輩に対して変わってほしいと思う気持ちは理解できますが、感情をぶつけて叱ってしまったら、相手の頭の中は「怖い」「逃げたい」という感情で支配され、こちらが伝えたいことは結局伝わりません。

問題を建設的に解決するためにも、心を落ち着けて指導をすることを心がけましょう。

後輩への指導方法がわからない

お悩み
34

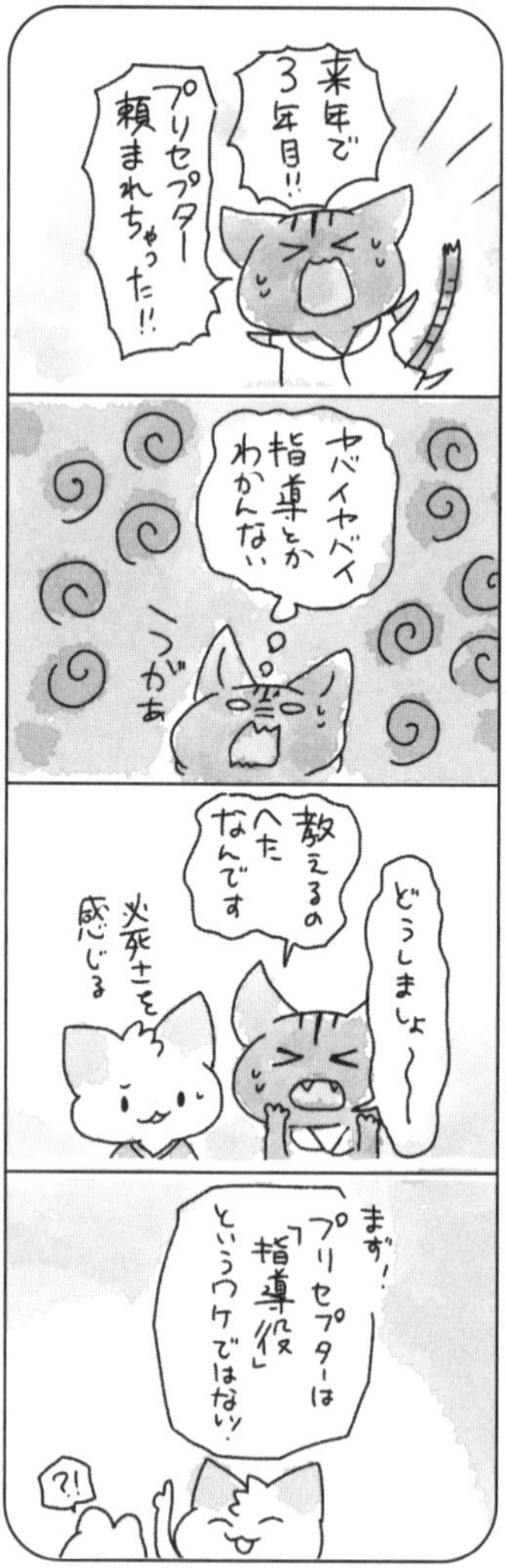

来年で3年目!!
プリセプター頼まれちゃった!!
ヤバイヤバイ指導とかわかんない
うがぁ
教えるのへたなんです
どうしましょ〜
必死さを感じる
まず!
「プリセプター」は「指導役」というワケではない!
?!

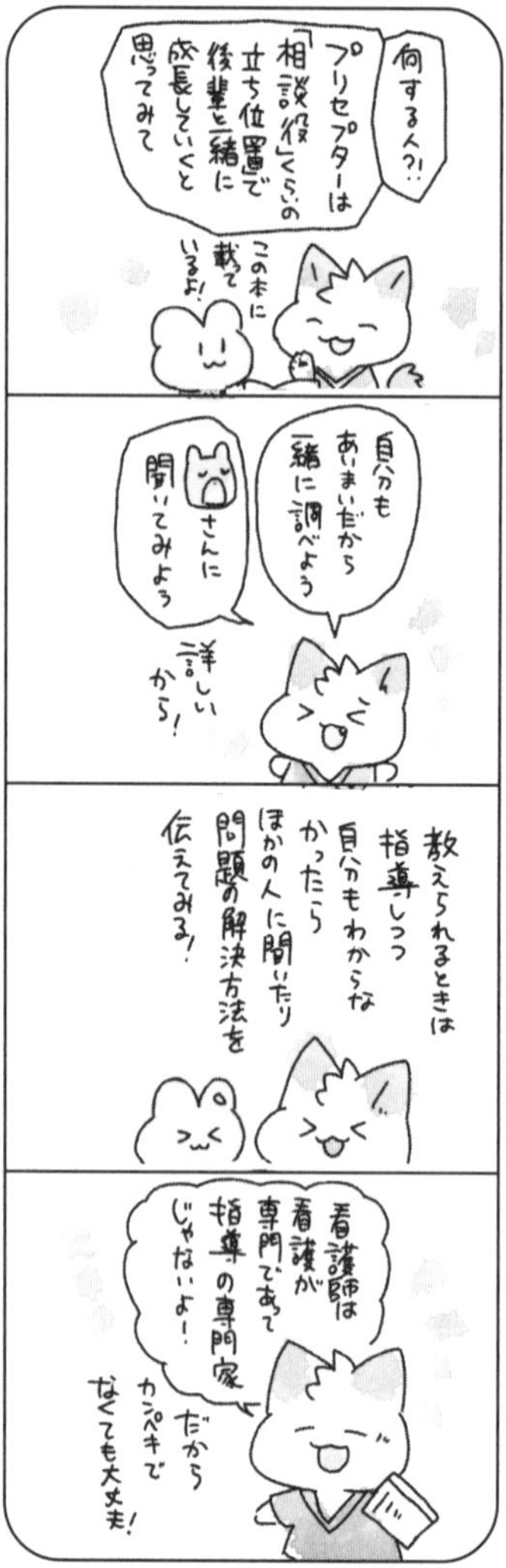

何するん?!!
「プリセプター」は「相談役」くらいの立ち位置で後輩と一緒に成長していくと思ってみて
この本に載ってるよ!
自分もあいまいだから一緒に調べよう
さんに聞いてみよう
詳しいから!
教えられるときは指導しつつ自分もわからなかったらほかの人に聞いたり問題の解決方法を伝えてみる!
看護師は看護が専門であって指導の専門家じゃないよ!
だからカンペキでなくても大丈夫!

「後輩と一緒に学ぶ」という意識で大丈夫

大前提として、看護師は看護の専門家ではありますが、指導の勉強はしていません。うまくできなくて当たり前なのです。

ただ、プリセプターは基本的にマンツーマンで指導をするため、「私がプリセプターなんだからしっかり教えなきゃ」と責任を感じる場面も多いかもしれません。

でも私は、**プリセプターは基本的に「後輩と一緒に学ぶ」というスタンスで問題ない**と思っています。後輩に聞かれて自分も疑問に思うことは素直に「わからない」と伝え、先輩のところに一緒に聞きにいったり、一緒に調べて「こういうことだったんだね」とお互いに理解したり。自分で教えることができなくても、それだけで十分な働きです。むしろ、あいまいなことを教えてしまうほうがよくないことです。

「後輩のよいところを見つける」のも指導のひとつ

また、「後輩指導」というと、知識や精神論を教え諭すイメージも強いかもしれませんが、**後輩のよいところを見つけて伸ばすというのも立派な指導**です。「ケアのよかった部分を伝える」「患者さんから感謝されたら一緒に喜ぶ」など、ささやかなことでかまいません。そうすることで後輩の中に「もっと学びたい」「ほめられたことをもう一度しよう」という気持ちが自然と育つようになります。

指導者側になると成長を求めるあまり、つい「できていないこと」を強調してしまいがちです。後輩側も緊張や自信のなさなどから、いつも以上に自分の短所や失敗に目がいき、どんどん負のループに陥ってしまいます。

指導方法がわからなくても、いいところを見つけることはできるはず。後輩と一緒に成長する、という意識で挑戦してみてください。

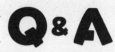

もっと教えて！ Q&A

私が教えているとき、後輩があまりメモをとりません。

自分に合う方法が他人にも合うとは限りません。後輩がそれで覚えることができているなら、そのままでいいのでは？

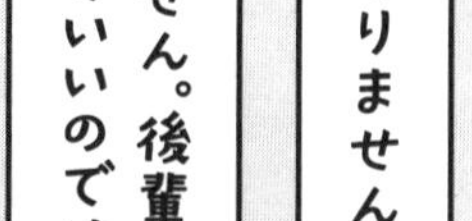

ひと口に「教え方」といっても、教える側と教えられる側、それぞれ千差万別ですから、いろいろと試行錯誤するしかないと私は思っています。

教える側は自分の経験をベースにして考えてしまいがちですが、少し立ち止まって、相手はどういう形がやりやすいのかを意識してみましょう。メモをとることに必死になって内容が頭に入っていない子は、耳で覚えるほうが向いているかもしれないのです。一度、「こんなやり方もあるよ」と伝えて、あとは本人の特性に合わせて指導するといいのではないでしょうか。

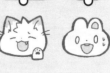

患者さんとの距離感が難しい

お悩み
35

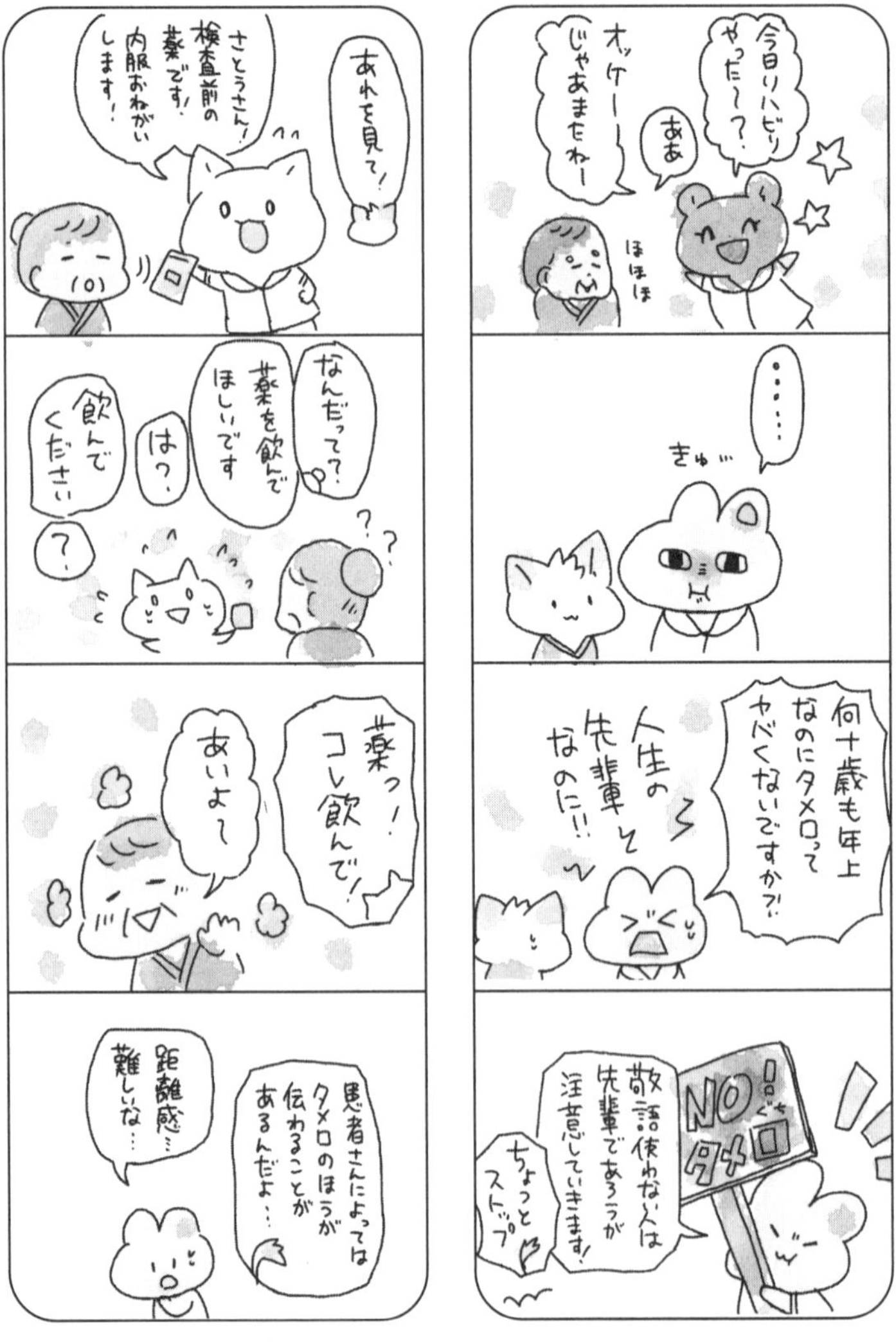
今日リハビリやった〜？
ああ
オッケー じゃあまたねー
ほほほほ
・・・・・・
きゅ…
何十歳も年上なのにタメ口ってヤバくないですか?!
人生の先輩をなのに!!
敬語使わない人は先輩であろうが注意していきます!
ちょっとストップ
NO タメ口
あれを見て!
さとうさん! 検査前の薬です! 内服おねがいします!
なんだって？
薬を飲んでほしいです
はっ、
飲んでください
？
薬っ! コレ飲んで!
あいよ〜
患者さんによってはタメ口のほうが伝わることがあるんだよ…
距離感… 難しいな…

距離感が近いことのメリットとデメリット

一般的に、誰かと仲良くなるというのはポジティブなことです。ただ、看護師と患者さんの関係の場合は、メリットもデメリットも生まれます。

みなさんの周りには、患者さんとタメ口で話している同僚はいますか？　年上の患者さんにタメ口なんてとんでもない、と思う人もいるかもしれませんが、場合によっては冒頭のマンガのように**距離感が近いほうが看護をスムーズに行えることもあります。**

敬語で話すとどうしても文章が長くなってしまうので、患者さんの状態によっては、短い単語で伝えたほうがわかりやすい場合もあるのです。

ただ、**距離感の近さが「ケアの内容」を左右する場合**はどうでしょうか。

一人の看護師が仲のいい患者さんにだけ手厚いケアをしたら、患者さんは「今日は〇〇さんいないの？」と指名することもあり、ほかの看護師の仕事が進まなくなってしまいます。

看護師によってケアの内容が変わってしまうのもよくないし、日勤と夜勤で交代しづらくなってしまうので、患者さんがこの状態になってしまう場合は距離感を見直したほうがいいといえるでしょう。

それ以外にも、距離感を見誤った人がいると、患者さんと一線を引いて仕事をしている人が「ちゃんとケアをしてくれない」と言われたり、「看護ができていない」と思われたりするきっかけにもなります。

自分に至らない部分があって患者さんからNGを出されるならまだしも、**行きすぎたケアをしている人と比べられて不当な評価をされてしまうのは理不尽**です。「患者さんと自分だけがよければいい」という考えではなく、周りの看護師のことも考慮したうえでの対応を心がけましょう。

「仲のよさ」よりも大切なこと

ここまでメリットとデメリットを伝えましたが、実は患者さんとの関係性においてもっとも重要なのは、**「患者さんが自身の気持ちを看護師に話しやすいかどうか」**ということです。

話しやすさは仲のよさとは別の話です。たとえば、つらそうにしている患者さんを見かけたら「つらそうですね」とこまめに声をかけたり、話をするときには必ず患者さんと同じ目線になるようしゃがんだりすることで、患者さんの気持ちを尊重しているという姿勢は示すことができます。

患者さんとの距離感で悩んだときは、「どうしたら患者さんが話しやすいと感じられるか」という点に気を配ってよりよい対応を考えてみてください。

どうしても苦手な患者さんがいる

お悩み 36

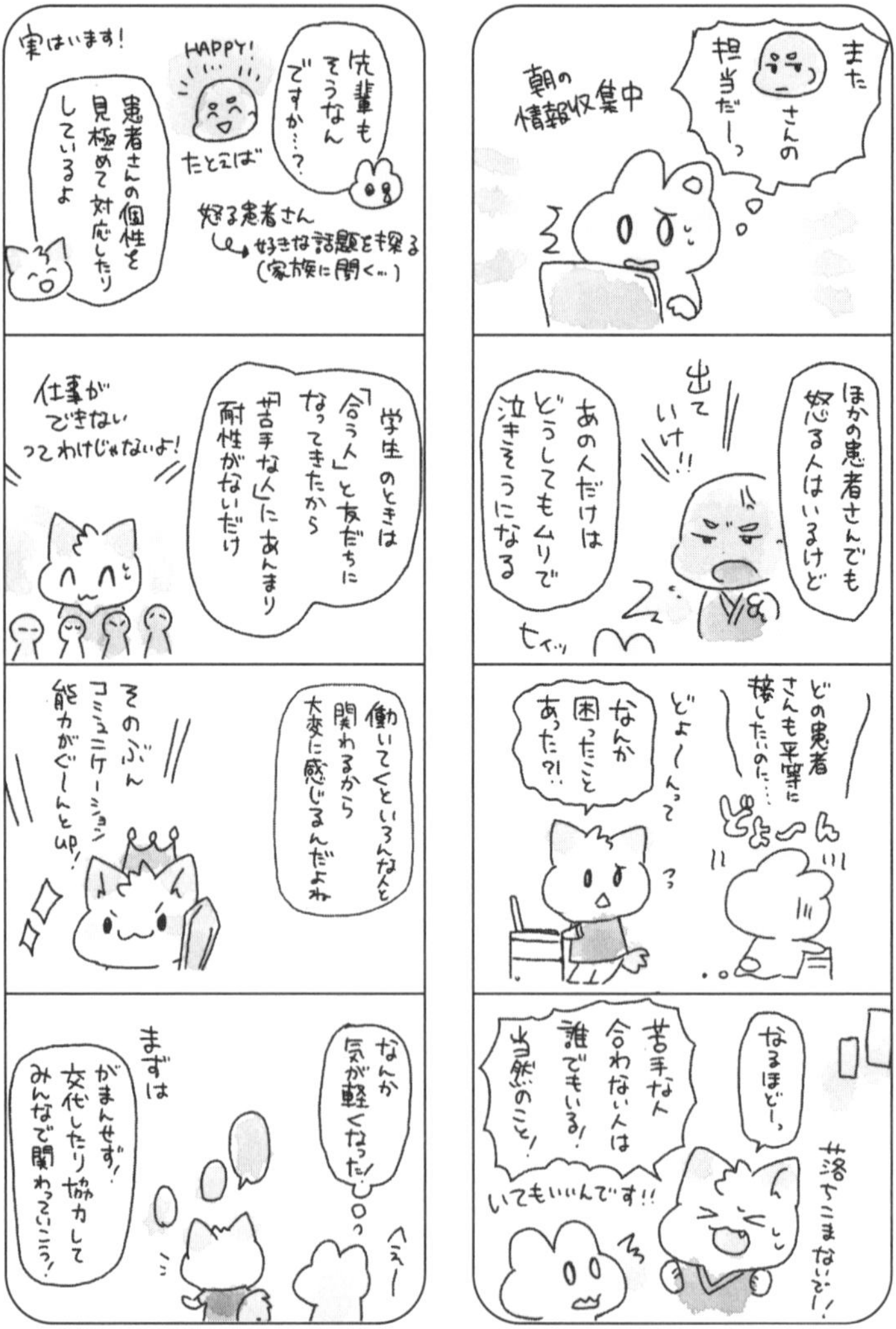
朝の情報収集中
また　さんの担当だーっ
ほかの患者さんでも怒る人はいるけど
出ていけ!!
あの人だけはどうしてもムリで泣きそうになる
ヒイッ
どの患者さんも平等に接したいのに……
どよ〜ん
なんか困ったことあった?!
どよ〜んって
なるほど…
苦手な人合わない人は誰でもいる!当然のこと!
いてもいいんです!!
落ちこまないで!
先輩もそうなんですか…?
実はいます!
HAPPY!
患者さんの個性を見極めて対応したりしているよ
たとえば
怒る患者さん
好きな話題を探る(家族に聞く…)
学生のときは「合う人」と友だちになってきたから「苦手な人」にあんまり耐性がないだけ
仕事ができないってわけじゃないよ!
働いてくといろんな人と関わるから大変に感じるんだよね
そのぶんコミュニケーション能力がぐーんとUP!
なんか気が軽くなった!
まずは
がまんせず!交代したり協力してみんなで関わっていこう!
へぇー

合わない患者さんがいるのは当然のこと

どんな看護師でも、苦手なタイプの患者さんがいるのではないでしょうか。看護する側といえども人間なので、苦手なタイプがいること自体は責められることではありません。

病院内には、大声で叫び続けたり怒り続けたりする人もいれば、ひっきりなしにナースコールを連打するような患者さんもいます。もちろん、納得できる範囲であれば怒るのもナースコールを連打するのもかまわないのですが、**患者さんのふるまいが度を越してしまうと、看護師のほうもだんだん気が滅入ってしまうのも事実**です。

苦手だからといって放っておくわけにはいかないので、何かしらの対応策をその都度考えていく必要があるでしょう。

患者さんごとの個性を見極めて対応する

どんな患者さんにも合う万能の対応策というのは存在しないので、ひとつずつ対応をていねいに考えるしかないのかもしれません。

私がこれまで対応してきた例でいうと、不機嫌な患者さんには気分転換をしてもらうために散歩の時間を作ったり、認知症で何度もナースコールを押す患者さんには「こういうときに押してください」と張り紙を作ったりして改善してきました。

ただ、一線を越えた行為、たとえば暴言などを受けたときには事情が変わってきます。私はそういう場合、患者さんが怒鳴っている途中でも「一度戻ります」と制して、ナースステーションに戻っていました。そこに留まって耐えていたら、心が壊れてしまうかもしれないからです。

看護師が元気でいるのも看護のうち

看護師として仕事をしていると、患者さん中心に物事を考えるクセがつきます。ただ忘れないでほしいのが、**看護は自分の心身の健康を保ってはじめて成り立つ**ということ。大声で怒鳴られるなどの異常な事態にさらされて、無事でいられないというのは当然です。

性格だけでなくそういった点も含めて、あまりにも苦手な患者さんがいる場合は、同僚に対応を代わってもらうことも検討してください。

その場合、いつも交代をお願いするのではなく「私はこういう患者さんなら得意なので、代わりに行けます」と申し出たり、「このナースコールだけ、代わりに行ってもらえますか」と一部分だけお願いしたりして、同僚に負担が偏りすぎないようにうまく協力し合っていきましょう。

発達障害のある患者さんの対応に悩む

お悩み 37

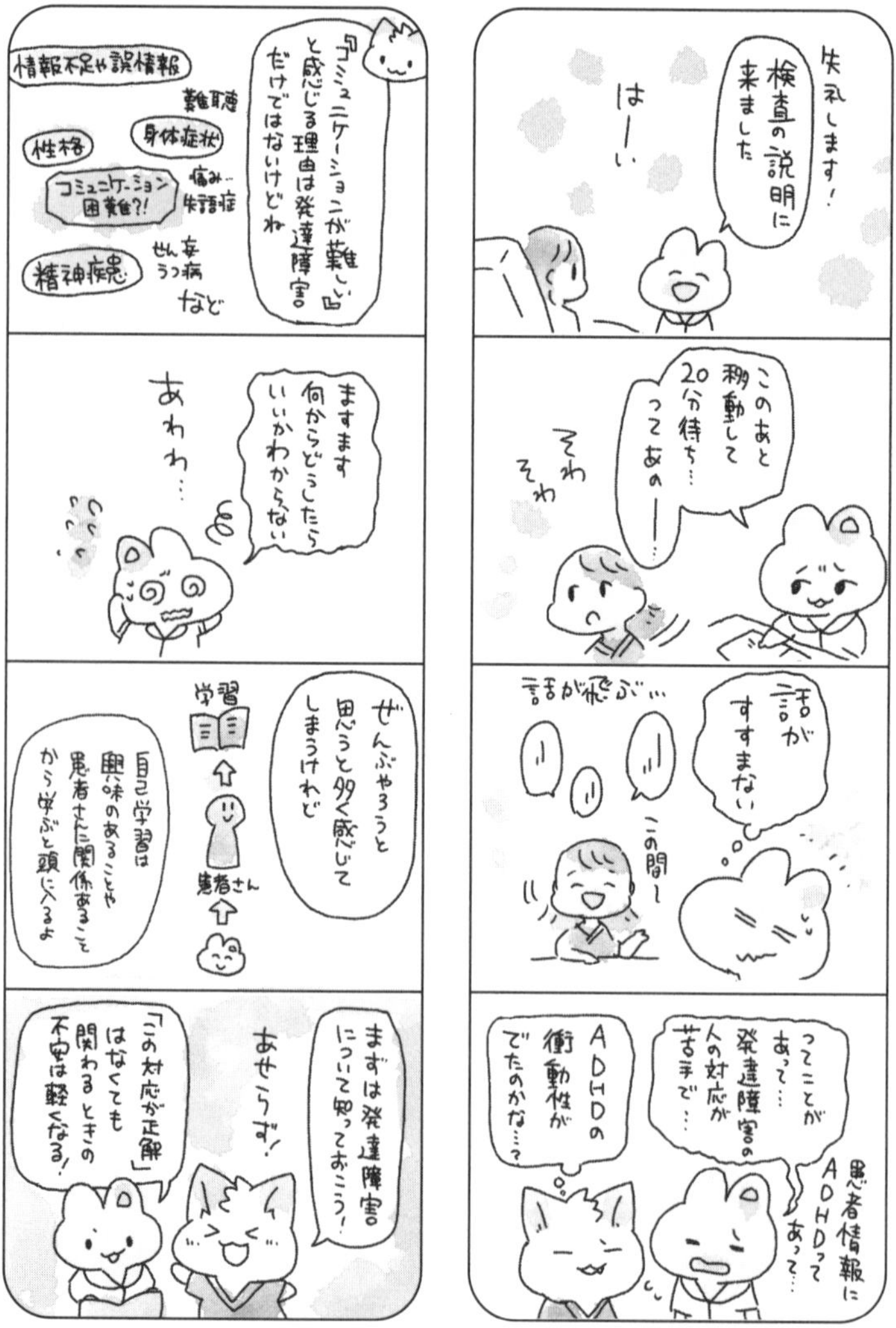
失礼します!
検査の説明に来ました
はーい
このあと移動して20分待ち…ってあのー…
そわそわ
話がすすまない
話が飛ぶ…
この間~
患者情報にADHDってあって…
ってことがあって…発達障害の人の対応が苦手で…
ADHDの衝動性がでたのかな…?
「コミュニケーションが難しい」と感じる理由は発達障害だけではないけどね
情報不足や誤情報
難聴
性格
身体症状
痛み… 失語症
コミュニケーション困難?!
精神疾患
せん妄 うつ病
など
ますます何からどうしたらいいかわからない
あわわ…
ぜんぶやろうと思うと多く感じてしまうけれど
学習
患者さん
自己学習は興味のあることや患者さんに関係あることから学ぶと頭に入るよ
まずは発達障害について知っておこう!
あせらず!
「この対応が正解」はなくても関わるときの不安は軽くなる!

知識を持ってほしい「発達障害」

患者さんとのコミュニケーションの難しさの背景には、発達障害が関係している場合もあります。単に「扱いが大変な人」と認識して壁を作ってしまわないよう、できるだけ発達障害について知識を深めたほうがいいと私は思います。

発達障害について解説している書籍はすでに多数出ているので、ここではおおまかな説明にとどめます。

発達障害は、脳機能の発達に関係する障害で、自閉スペクトラム症、学習障害、ADHDなどが含まれます。

自閉スペクトラム症（ASD）

相手の表情や態度などよりも、文字や図形、物のほうに関心が強いのが特徴です。何が起こるかわからない状況になると不安が強くなったり、音やにおいなどの感覚刺激への敏感さからつらくなることもあったりします。しかし、見通しが立つ物事はしっかり取り組めることが多いです。

学習障害(LD)

「聞く」「話す」「読む」「書く」「計算・推論する」のうち、特定の能力に困難が生じる障害です。全般的な知的発達に遅れはありません。

注意欠如・多動性障害(ADHD)

次々と周囲のものに関心を持ち、エネルギッシュに様々なことに取り組むことが多いです。集中力が続かず落ち着きがないことが特徴です。

ひととおり症状についての説明をしましたが、年齢や環境により症状がどのように出現するかは変わります。また、障害ごとの特徴が少しずつ重なり合っている場合も多く、明確に分けて診断をすることは難しいとされています。

決めつけ＝診断をしないように注意

看護師はできるだけ知識を持ってほしいとお伝えしましたが、忘れないでいてほしいのは、**あくまでも診断をするのは医師**だということです。症状が当てはまったからといって、看護師が「この人はこういう発達障害だ」と決めつけたり、同僚に伝えたりするのは控えましょう。

発達障害は、周囲が特性に合わせた伝え方や環境づくりをすることで、本人のできることが増えていく場合もあります。うまくコミュニケーションをとるために関わり方のノウハウを知りたい、と思った方はぜひほかの書籍を読んだりしてもっと学んでみてください。

攻撃的な患者さんに泣かされる

お悩み 38

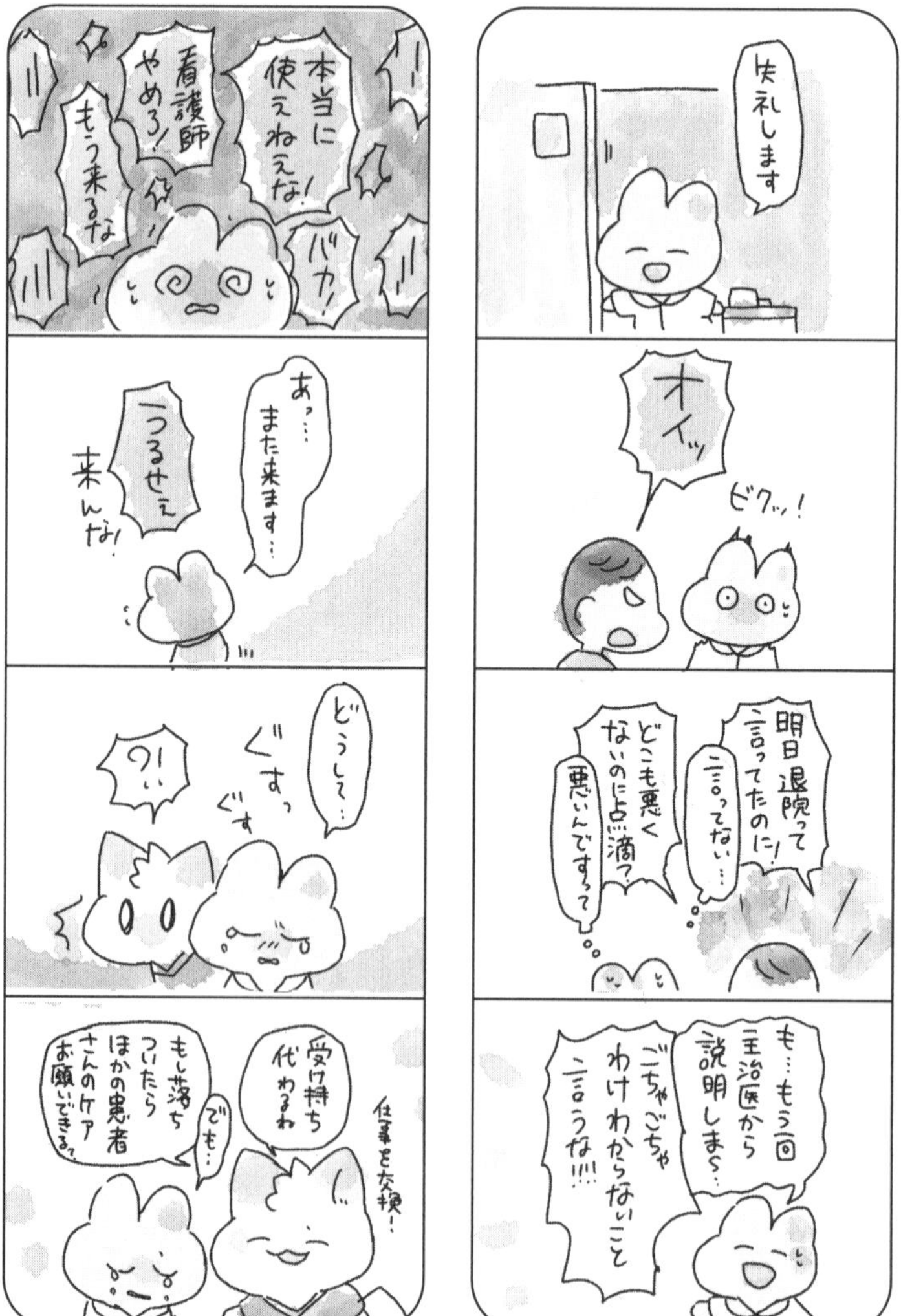
失礼します
オイッ
ビクッ！
明日退院って言ってたのに！
言ってない…
どこも悪くないのに点滴？
悪いんですって
も…もう1回主治医から説明しま…
ごちゃごちゃわけわからないこと言うな!!!
本当に使えねえな！
看護師やめろ！
もう来るな
バカ！
あっ…また来ます…
うるせえ
来んな！
どうして…
ぐすっ
ぐす
?!
受け持ち代わるね
でも…
もし落ちついたらほかの患者さんのケアお願いできる？
仕事を交換！

「看護師も人間」と気づかせる

体が思うように動かせなかったり、症状や治療に対する苦痛、普段の生活とのギャップに耐えられないことでストレスが溜まったりしてしまう患者さんは少なからずいます。その結果、トゲのある言い方になったり、攻撃的な言動につながってしまったりするケースがあります。

実は私も患者さんから「死ね」とか「看護師辞めちまえ」と言われたことがあります。稀ではありますが、もっとエスカレートすると物を投げる患者さんや、暴れてしまう患者さんもいました。

当時、一緒に働いていた先輩は、患者さんから攻撃的なことを言われても「はいはい！　わかりました〜」と笑顔で仕事をこなしていました。でも、新人の私にはどうにも同じような対応ができません。「患者さんはストレスが溜まっているから仕方ない」と思う自分もいるし、「それでも悲しいものは悲しい」と落ち込む自分もいます。特に看護師は、普段から自分よりずっと苦しい思いをしている人のケアをしているので、つい自分のしんどさを過小評価したり、胸の中にしまい込んだりする傾向にあります。

それでも私がこれまでの経験をとおして思い至ったのは、**理不尽に傷つけられたときには自分のつらさを相手に伝えていい**ということです。たとえば「看護師辞めちまえ」と言われたら、「そんなこと言われたら悲しいです」「そんな態度だとすごく怖いです」と率直に言います。

そうするとたいていの患者さんはハッとした表情を見せて、少しだけ言葉が和らぐようになります。きっと、**看護師も〝人間だ〟と気づく**のでしょう。看護師だから何を言っても傷つかないだろう、こんなこと言われ慣れているだろうと、無意識で思っているのかもしれません。

看護は「接客」ではない

看護の経験を積んでいくと「この人は攻撃的な人かもしれない」という直感がはたらくことがあります。あまりにも偏見になってしまったらよくないですが、自分が感じたアラートは無視せず、困ったことになりそうだなと思ったら誰かと一緒に対応するようにしましょう。

患者さんと看護師は、同等な立場です。私たちは、接客しているのではなく、看護を提供しているのです。

患者さんから看護師を下に見ている態度をとられても、現場で働く看護師の人たちにはそのことを忘れずにいてほしいと思います。患者さんから精神的・肉体的な攻撃を受けたら、**上司へ報告し、記録にしっかり残しましょう。**

医師との関わり方が難しい

お悩み 39

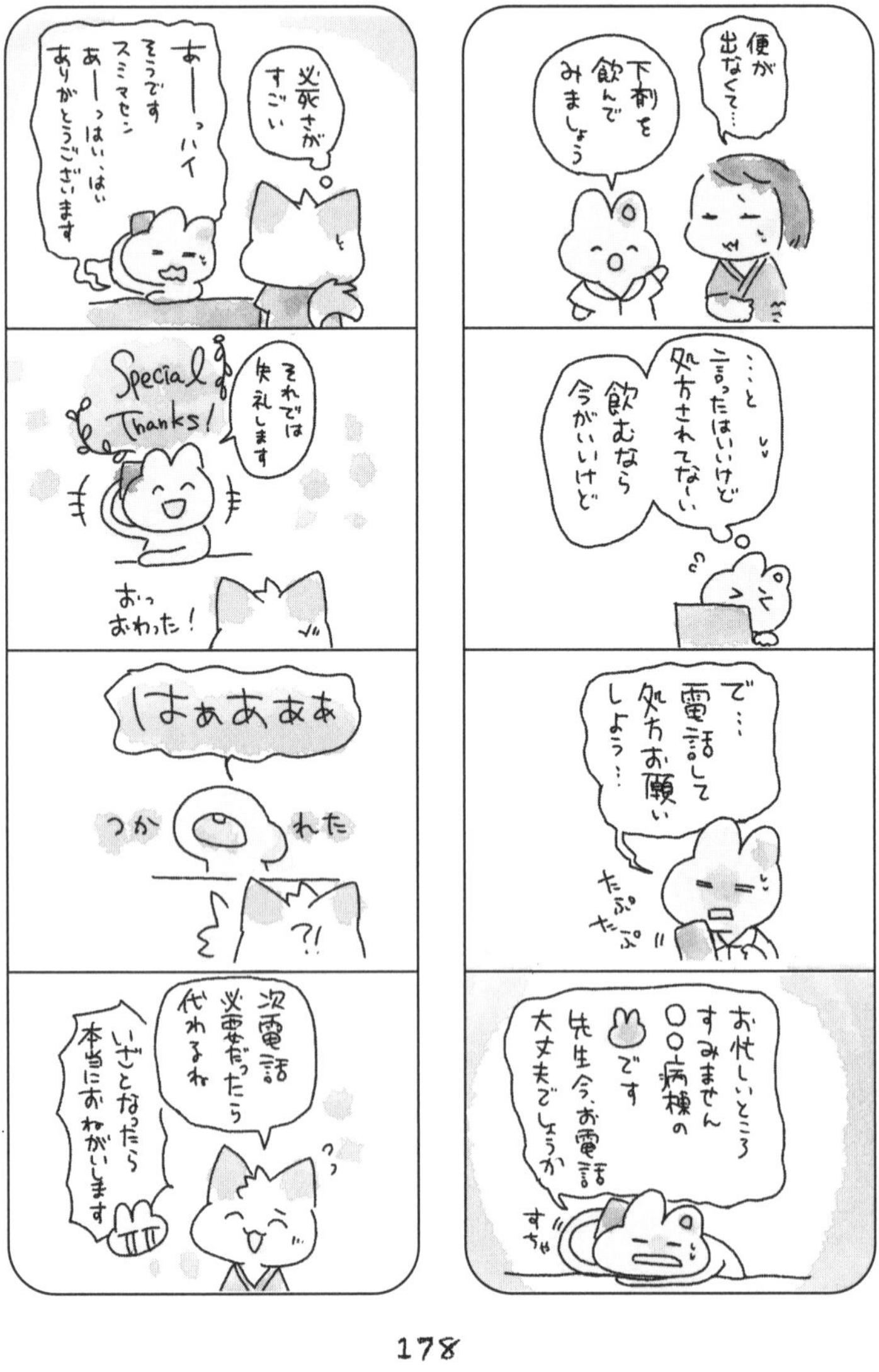

便が出なくて…
下剤を飲んでみましょう
…と言ったはいいけど処方されてない
飲むなら今がいいけど
で…電話して処方お願いしよう…
たぷたぷ
お忙しいところすみません ○○病棟の　です 先生今、お電話大丈夫でしょうか
すちゃ
必死さがすごい
あーーっハイ そうです スミマセン あーーっはい、はい ありがとうございます
それでは失礼します
Special Thanks!
おっおわった!
はぁあああ
つか　れた
?!
次電話必要だったら代わるね
いざとなったら本当におねがいします

その報告は「今」必要なものか

医師に関する悩みでよくあるのが、「医師に報告すると冷たい反応をされる」というものです。患者さんの容態について、看護師から医師に報告するのは日常的な業務ですが、報告した際に医師から「は?」「だから何?」と冷たい反応をされることも少なくありません。

こういうケースの多くは、**SBAR（P.128）に沿った報告をしていないのが原因**です。SBARに沿っていない、つまり患者さんの状況、背景、評価、提案を盛り込んでいない曖昧な報告には相手も困ってしまいます。

もう一つは**「今、この報告が必要かどうか」という視点が欠けている**ことです。たとえば、夜中の2時に患者さんから「明日の朝、こういう薬が飲みたい」と要望があったとする。そのあとすぐに看護師が医師に電話で共有すると「深夜2時なのに朝の服薬の話、必要なの?」といった反応をされてしまう。こういうパターンは容易に想像できます。

たいていの医師は勤務中にまとまった休憩がほとんどない状態で、緊急連絡の少ない夜間は束の間の休憩時間です。あるいは、夜中に急変した別の患者さんに医師が対応しているときもあります、そんなときに電話がかかってきて、その内容が緊急性の低い翌朝の服薬の話だったら……自分に置き換えて想像してみると、医師の対応にも納得がいくでしょう。

実際に、後輩の看護師が「あの先生、言い方がキツいから電話したくない」とこぼすのを耳にするのはめずらしいことではありません。そういうときには報告の内容を聞いたうえで「SBARに沿って報告するといいかも」とか「朝になってから報告すればいいよ」と指導することもあります。いずれにしても大切なのは、**簡潔さと優先順位**です。優先順位を判断したうえで簡潔な報告を心がけましょう。

自分の都合を押し付けないように

医師に対して緊急性の低い報告をしてしまう看護師は「あと回しにしたら伝え忘れてしまうから」と思っているのかもしれません。ですが、それは厳しい言葉で言えば、自分の都合を相手に押し付けているのと変わりません。自分で「朝になったら○○先生に報告」というタスクをスケジュールに入れて、タイマーをかけておくなどの対策をとってみましょう。

看護師よりも医師のほうが担当している患者さんの数は多いため、**医師に負担をかけすぎないように配慮する**のはチーム医療として大切なことです。

稀に、こちらに何も落ち度はないのに「看護師のことを舐めている」かのような態度で接してくる医師もいますが、そういうときには師長に相談しましょう。師長から医局長へと伝えてもらえば、当の医師にも話が届くはずです。

番外編

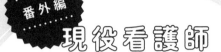

現役看護師 中山有香里×かげ スペシャル対談

ベストセラー『ズルいくらいに1年目を乗り切る看護技術』
(通称・ズルカン)の中山有香里さん×かげさんの
スペシャル対談が実現!
以前から親交のある2人が、自分たちの
新人時代や看護師という仕事の喜びについて語り尽くします!

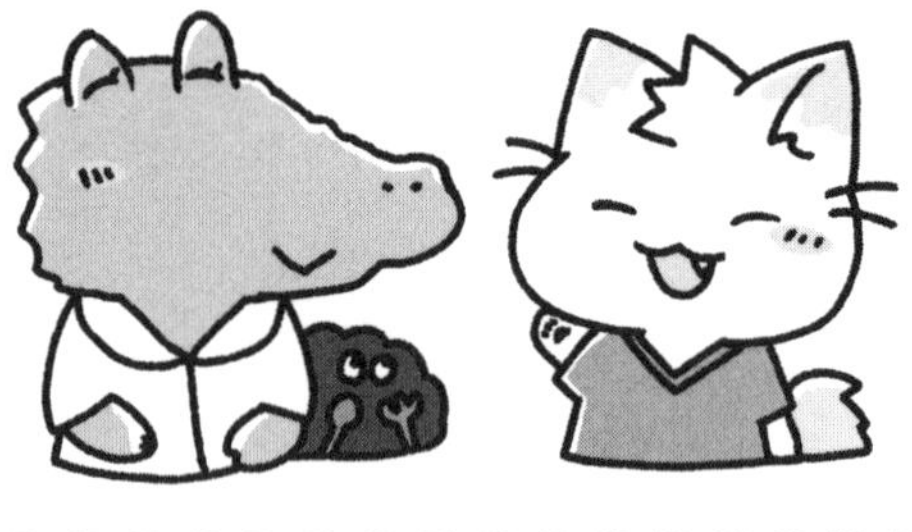

中山 有香里

看護師・イラストレーター。著書『ズルいくらいに1年目を乗り切る看護技術』(メディカ出版)が累計20万部のベストセラーに。2022年1月初めての創作漫画『泣きたい夜の甘味処』(小社)を発表し、同年9月、"第9回料理レシピ本大賞コミック賞"を受賞。

ギャルの先輩がひたすら怖かった新人時代

かげ　中山さんの「今までのつらかったエピソード」ってどんなものですか？　いきなりつらい話から始めるのもあれですけど（笑）。

中山　本当につらかったのは、入職してすぐ、1年目の春から夏にかけてです。プリセプターの先輩とうまく関係が作れなかったんですよね。私を受け持ってくれたプリセプターの先輩がなんていうかこう……なんやろ、めっちゃ怖いギャル、みたいな。

かげ　あ、ちなみに私の先輩もギャルでした。私も当時は怒られるのが怖かったです。

中山　先輩としては普通に接してくれていたかもしれないけど、こっちがすごく怖がって萎縮してしまうんですよね。怖いからうまく報告できない、報告できないから怒られる、怒られるからもっと怖くなる、という感じで、どんどん悪いループにハマってしまいました。

かげ　入ったばかりの頃って、どうしても先輩のことが怖く見えてしまうんですよね。

中山　同期の中で自分だけ毎日怒られてるし、帰りも自分だけ遅くなるし、もう本当にどん底でした。同期がめっちゃいい子たちで、毎日私が終わるのを待っててくれたんだけど、それもまたつらくて。大げさではなく「消えたいな……」とか、そういう気持ちになるくらいには追い詰められていました。

ある日、いいループに入る入り口を見つけた

かげ　どん底の時期を抜けるきっかけは何だったんですか？

中山　1年目の夏の終わりくらいに、プリセプターのギャルの先輩がめっちゃほめてくれたことがあったんです。そこでようやく「先輩はこれを求めてるんや」っていうのが理解できた気がして。手応えのようなものを感じられたんです。そこからは今までとは逆にいいループで、私も「これでいいんだ」と思えるようになったから萎縮することなく動けるようになったし、先輩も「そうそう、それでいいんだよ」みたいに認めてくれることが増えていきました。

かげ　私も始めたばかりの頃は先輩との関係で悩みました。一番つらかったのは、1年目の終わりから2年目のはじめです。1年目は必死すぎてよくわからないまま気づいたら冬になってた、という感じでした。中山さんと同じく、1年目でうまくできない部分は私もやっぱり多くて。自分のこともできてないのに、2年目になったら私の下に新人の子が入ってくる。先輩から「もうすぐ新人がくるのに、こんなんで大丈夫なの？」と言われることが増えて、本当にキツかったです。プレッシャーとストレスで難聴になったし、偏頭痛で寝込んだこともあります。「仕事に行きたくない」を通り越して、無感情で毎日を過ごしていました。その状態を抜けたのは3年目あたりだったと思います。

つらかったからこそ後輩のことを助けたい

かげ 私自身が後輩を指導する立場になって「ああ、先輩もあのときこんな気持ちだったのかな」ってわかる部分があるんです。後輩の子がつらそうだったら助けてあげたい、とか。

中山 先輩が後輩に声をかけてあげるのは大事だと思う。私がどん底にいた時期に、プリセプターとは別の先輩がエレベーターの中で「ちゃんとできてると思うよ」って声をかけてくれたのを今でも覚えているんですよね。後輩のいいところを見つけてほめてあげるとか、ただの雑談とか、なんでもいいから声をかけるのは自分も気をつけています。先輩がフランクに喋ってくれるのって、それだけでうれしかったから。

かげ 私も後輩と話すようにしているけど、どうしてもぎこちなくなっちゃうんですよね。「趣味は何ですか？」みたいな（笑）。あらかじめ趣味を聞いておいて、アイドルが好きな子なら新曲の話題を振ってみたりしています。

中山 すごくいい先輩じゃないですか。

かげ 新人の頃って、失敗も多いし、いろいろ言われるし、一人だけで悩みを抱えてしまいがちじゃないですか。だからこそ、ほめたり話しかけたりして、その子に孤独を感じさせないっていうのは大事ですよね。

中山 私の場合、同期がいたから孤独感に負けずに済んだのかも。私が上がるのを遅い時間まで待ってくれて、自動販売機のジュースを飲みながら「今日こんな失敗しちゃったよ」と言い合って。そういう時間のおかげで「悩んでるのは私だけじゃないんだな」と思えたから。

かげ そうですよね。同期の子や同じ病棟の仲間たちと話すだけでも救われるというか。

中山 先輩でも同期でもいいんですけど、周りの人に頼れるかどうかは、看護師として生き抜いていくうえですごく大事なスキル。1年目の私みたいに、何も言えなくてストレスを溜め込むくらいなら、先輩に頼っていいと思う。

かげ ですよね。たとえば、苦手な患者さんがいたら「代わってもらえますか?」ってお願いするのだって全然アリ。先輩側からすると「言ってくれたらいいのに」なんですけど、後輩側はどうしても言いにくいんですよね。

病院という特殊な場で「死」に向き合うこと

かげ 受け持ちの患者さんが亡くなってしまうときに、つらそうな子がいたら代わってあげたり、というのもたまにありますね。

中山 毎日関わってきた人が亡くなるっていうのは、特に最初のうちはしんどい出来事ですから。引っ張られて落ち込む子もいるし。

かげ 中山さんは患者さんが亡くなったときに、どんな思いが浮かんできますか?

中山 「死」というものに何度も直面したから慣れてきた、ということはないです。でも、患者さんが亡くなったことに打ちのめされる、というよりも「もっとできることがあったたな」と自分自身を省みるような、そういう思いのほうが強い。看護師になったばかりの頃は患者さんが亡くなって自分が泣くこともあったけど、今は泣かないのが普通になった気がします。

かげ　私も泣かなくなりました。病状的に末期で「死ぬことがつらい」と嘆く患者さんと話していると、瞬間的に「ヤバい、泣きそう」って感じることは今でもあります。でも、少し時間をおいたり病室からナースステーションに戻ったりすると、落ち着きを取り戻せる。

中山　患者さんの「死」と自分の間に一線を引くとか、べったりくっつきすぎないとか、そういうのも長年やってきて学んだことですよね。そうやって自分を保っているからこそできることもあると思う。「死ぬのが怖い」と言い続ける患者さんのために、時間を作って話し込むこともあるけど、私自身が一線を引けてなかったら話を聞いてあげるのも難しいし。

かげ　このあたりは看護師それぞれの性格にもよりますよね。患者さんが亡くなって泣くのが悪いわけでもないから、泣くのを我慢している後輩がいたら「泣いていいんだよ」と声をかけるようにしています。

それでも、看護師をやっててよかった

中山　患者さんがいい経過を辿らずに亡くなるというケースをいくつも経験する中で、患者さんや家族の希望を叶えてあげられる瞬間、というのがあって。たとえば「最後の正月になるだ

ろうから家で家族と過ごしたい」と要望があり、医師や看護師が計画を立てて一時帰宅を実現したり。こういう願いが叶ったときに「看護師をやっててよかった」と実感します。「少しだけ外を歩きたい」とか「死ぬ前にお風呂に入りたい」とか、ささやかな希望を叶えてあげられたときが私はうれしいです。

かげ「死」に直面したり「死」を前にしてささやかな願いを持ったり、そういう人間らしい瞬間が、病棟の中にはありますよね。

中山 かげさんはどんなときに「看護師をやっててよかった」と感じます？

かげ 病院にいることって、患者さんにとって「苦痛」だと思うんです。出産のような喜びの場面もあるけど、体や気持ちが弱っていたり、不安になったり、たいてい患者さんは苦しい状況に置かれている。そういう苦しい状況なのに、看護師の私たちが患者さんに受け入れてもらえるのは、すごいことだと思うんです。

中山「弱った姿を見せたくない」と言って友だちの面会を断るケースもありますもんね。

かげ そういう患者さんでも、看護師の私たちにはありのままの姿を見せてくれるわけです。患者さんが苦しい時期を乗り越えようとがんばっているときに、彼らと同じ時間、同じ空間を看護師は共有させてもらえる。だからこそ、もっと勉強して、もっとできるようになって、患者さんにとっていい対応をしようって思えるんです。いい対応ができたら「看護師をやっててよかった」と思うし、そのために努力しながら仕事を続けていくことにも、看護師という仕事の素晴らしさを感じています。

「とりあえず続けるか」で見えてくるものもある

かげ　この本を読んでいる読者のみなさんはきっと、看護師として働いているけど悩んでいたり、看護師を目指しているけど迷っていたり、という人たちが多いんじゃないかなと思います。中山さんは私にとって尊敬する先輩であるのはもちろんなんですが、読者のみなさんにとっても先輩です。悩みや迷いを抱えて苦しい思いをしている読者のみなさんに、中山さんからメッセージをいただけませんか？

中山　私、すごく強い意志で看護師を目指したわけじゃないし、高い志があったわけじゃないんです。看護師をやって10年以上経った今も、この仕事が私に向いているかわからない。目標や志はぼんやりしていたけど、今の私が思うのは「看護師を続けていてよかったな」ということ。つらいこと、しんどいこと、たくさんあるけど、「やっぱりいい仕事やな」と思います。だから、目標がなくてもいいし、悩んだり迷ったりしていてもいい。とりあえずやってみるかという気持ちで看護師を続けたり、看護師という仕事にチャレンジしたり、そういうのもありなんじゃないかな、と思います。

かげ　ありがとうございます！　私も中山さんの言葉を大切にして、まだまだ看護師を続けていけそうです。

おわりに

最後まで読んでいただき、ありがとうございます。

本書を執筆するにあたり、編集担当の小向さんには
多くの対話を通して、
「私が看護をするうえで、大切にしているけれど
言語化できない部分」を
たくさん引き出していただきました。

進めていくうちにわかったのは、看護師独自の文化が多く、
それを看護師以外の人にわかりやすく表現してしまうと、
途端に「臨床のリアルがなくなる」ということ。
なので、学生の方にとっても、現場で働いている方にとっても
糧にもなるように、じっくり話し合いながら制作しました。

気持ちが落ちているときに、
行動を起こすのはとても大変なことです。
そして常に思いがけないことが起こるのが、
看護であり人生です。
だから、もしうまくいかなかったとしても、
「行動を起こせない自分がダメなんだ」と
責めないでください。
あなたが、今の状況を変えたいと感じているなら、
もうすでに変わるための第一歩を踏み出しているのです。

この本を読むことでほんの少しでも心が軽くなって、
看護やそれにまつわる勉強を楽しく
続けられるようになることを願っています。

かげ

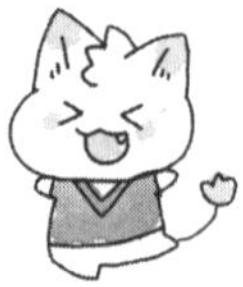

参考文献

『アサーション・トレーニング
ASSERTION TRAINING
さわやかな〈自己表現〉のために 三訂版』
（日本・精神技術研究所）
著：平木典子

『メンタルステータスイグザミネーション
MENTAL STATUS EXAMINATION
他科に誇れる精神科看護の専門技術 1』
（精神看護出版）
編著：武藤教志

『夜の勤務のサバイバル』
（メディカル・サイエンス・インターナショナル）
著：志賀 隆、伊田 瞳、かげ

Kim Giselle Cudjoe. Add identity to SBAR.
Nursing Made Incredibly Easy!. (14), 2016, 6-7.

STAFF

デザイン／マツヤマ チヒロ（AKICHI）
DTP／G-clef
校正／麦秋アートセンター、安部いずみ
編集協力／山岸南美
編集／小向佳乃

SPECIAL THANKS／伊田 瞳

現《げん》役《えき》看《かん》護《ご》師《し》かげさんの
明日《あした》を生《い》き抜《ぬ》く看護《かんご》メンタル

2024年1月31日　初版発行

著・イラスト　かげ

発行者　山下　直久

発行　株式会社KADOKAWA
〒102-8177　東京都千代田区富士見2-13-3
電話　0570-002-301（ナビダイヤル）

印刷所　TOPPAN株式会社

製本所　TOPPAN株式会社

●お問い合わせ
https://www.kadokawa.co.jp/（「お問い合わせ」へお進みください）

※内容によっては、お答えできない場合があります。
※サポートは日本国内のみとさせていただきます。
※Japanese text only

定価はカバーに表示してあります。

ISBN 978-4-04-897612-1 C3047